HEYNE <

Über die Autorin

Janika Takats beschäftigt sich seit Jahren beruflich ausführlich mit dem Thema Cannabis. Sie war Chefredakteurin des *in.fused*-Magazins für Gesundheit, Lifestyle und Cannabis und spricht auf Veranstaltungen wie der *re:publica* oder verschiedenen Cannabiskonferenzen und -messen. 2017 hat Janika Takats das *Canna-Fem Network* gegründet, ein Netzwerk für Frauen, die sich beruflich mit der Hanfpflanze beschäftigen. Seit Anfang 2021 bietet sie über ihre Webseite cannabis-anwenden.de Onlinekurse an, in denen sie Orientierung und Hilfestellungen zur Anwendung von medizinischem Cannabis bzw. CBD gibt. Janika Takats ist Mutter einer Tochter und lebt in Berlin.

JANIKA TAKATS

DAS KLEINE BUCH VOM CANNABIS

Was man darf. Wie es wirkt.
Wann es hilft.

WILHELM HEYNE VERLAG
MÜNCHEN

Sollte diese Publikation Links auf Webseiten Dritter enthalten, so übernehmen wir für deren Inhalte keine Haftung, da wir uns diese nicht zu eigen machen, sondern lediglich auf deren Stand zum Zeitpunkt der Erstveröffentlichung verweisen.

Alle Angaben zu diesem Buch wurden sorgfältig geprüft. Dennoch erfolgen alle Angaben ohne Gewähr. Die Lektüre dieses Buchs kann insbesondere eine persönliche medizinische Beratung und/oder einen ärztlichen Rat nicht ersetzen.

Der Konsum jeglicher Art von Drogen kann gesundheitliche Folgen bzw. Beeinträchtigungen nach sich ziehen. Weder Autorin noch Verlag können für eventuelle Nachteile oder Schäden, die aus den im Buch gemachten Hinweisen resultieren, eine Haftung übernehmen. Die Hinweise auf die aktuelle Rechtslage in Bezug auf Cannabis geben den Stand von November 2020 wieder.

FSC
www.fsc.org
MIX
Papier aus verantwortungsvollen Quellen
FSC® C014496

Penguin Random House Verlagsgruppe FSC® N001967

Originalausgabe 04/2021

Neumarkter Straße 28, 81673 München
Redaktion: Sophie Dahmen
Umschlaggestaltung:
Hauptmann & Kompanie Werbeagentur, Zürich
Satz: Schaber Datentechnik, Austria
Druck: GGP Media GmbH, Pößneck
Printed in Germany

ISBN: 978-3-453-60564-0

www.heyne.de

Für Franklin und
meine liebe Tochter
Mona Lucia

Inhalt

Vorwort

Janika Takats ist Medienschaffende in Deutschland, ich bin promovierte Apothekerin in der Schweiz. Was verbindet uns beide? Seit geraumer Zeit beschäftigen wir uns professionell mit Cannabis. Es freut mich daher besonders, das vorliegende Buch von ihr mit ein paar Worten einleiten zu dürfen.

In meinem beruflichen Umfeld habe ich täglich mit dem medizinischen Einsatz von Cannabis zu tun und weiß, dass Medizinalcannabis vielen Patienten helfen kann. Vor einiger Zeit kam eine jüngere Patientin zu uns, die aufgrund von Zerebralparese (Hirnlähmung) an starker Spastik leidet. Nachdem sie zahlreiche konventionelle Medikamente erfolglos ausprobiert hatte, entschied sich der behandelnde Arzt für einen Therapieversuch mit einem THC-haltigen Cannabispräparat – trotz anfänglicher Skepsis der Eltern. Der Erfolg war eindrücklich: »Ich habe meine Tochter zurück!«, sagte mir die Mutter letzthin. »Endlich fühlt es sich nicht mehr an, als ob ich ihr aufgrund der Muskelverkrampfung die Arme und Beine brechen muss, wenn ich ihr morgens ihre Kleider anziehe. Sie ist ausgeglichen wie nie zuvor, die Spastik ist mit dem Cannabispräparat gut kontrollierbar, ich bin unendlich dankbar.«

Eine weitere Patientin mit chronischen Schmerzen bei Morbus Bechterew – einer entzündlichen Erkrankung aus dem rheumatischen Formenkreis – berichtete, dass sie sich durch das Cannabisöl wie ein neuer Mensch fühle. »Die Schmerzen sind zurückgegangen, ich bin weniger verkrampft, konnte die Antidepressiva absetzen und habe wieder Freude am Leben!«

Geschichten wie diese sind die Highlights meiner täglichen Arbeit. Selbstverständlich gibt es auch bei Medizinalcannabis jene Patienten, welche nicht von einer Therapie profitieren oder Nebenwirkungen entwickeln – so wie bei jedem anderen Medikament auch. Trotzdem gehört der Heilpflanze ein Platz in der Schulmedizin, und Cannabispräparate sollten jedem Patienten und jeder Patientin als Therapieoption zur Verfügung stehen – nicht mehr und nicht weniger.

Cannabis als Heilmittel ist übrigens kein neues Phänomen. Schon Ende des 19. Jahrhunderts genossen medizinische Cannabispräparate einen hohen Stellenwert und waren äußerst populär. Gerade Frauenleiden wurden in früheren Zeiten oft mit Hanfpräparaten behandelt. Als prominentes Beispiel hierfür gilt Queen Victoria, deren Leibarzt ihr bei Menstruationsbeschwerden Cannabis verordnete. Auch Kaiserin Sis(s)i verwendete Cannabispräparate therapeutisch (vorwiegend gegen Keuchhusten) – dies ist historisch belegt –, und im alten Ägypten fanden THC-haltige Haschischprodukte bei Frauenbeschwerden und in der Geburtshilfe rege Anwendung.

Seit dieser Blütezeit von Medizinalhanf hat sich in der »Cannabiswelt« jedoch vieles bewegt. Das Cannabisverbot Mitte des 20. Jahrhunderts sorgte dafür, dass die medizinische Verwendung von Hanf in Vergessenheit geriet, die industrielle Verarbeitung der Pflanzenfasern zu Textilien abnahm und die Forschung behindert wurde. Ein erneutes »Aufblühen« erlebte die Pflanze etwas später – wohlbemerkt nach dem Verbot – in der Flower-Power-Bewegung der 60er-Jahre. Das Bild vom lethargischen

Hippie mit geröteten Augen, an einem Joint ziehend, ist vielen bis heute präsent, wenn das Stichwort Cannabis fällt.

Durch die Entdeckung des Endocannabinoid-Systems in den 90er-Jahren wurde die Forschungsmaschinerie schließlich wieder rege in Gang gesetzt, und auch in die medizinische Verwendung von Hanf ist wieder Schwung gekommen. So ist es heute beispielsweise in Deutschland, Österreich und der Schweiz möglich, als Patient ein medizinisches Cannabispräparat auf ärztliche Verordnung hin zu erhalten. Nichtsdestotrotz polarisiert die Hanfpflanze nach wie vor wie keine andere. Schlagwörter wie Abhängigkeit und Psychose fallen in Diskussionen schnell. Gleichzeitig preisen Medien und Internetberichte Cannabis oftmals als Wundermittel bei allerlei Erkrankungen. Berechtigterweise stellt sich somit vielen Leuten die Frage: Was ist denn nun richtig?

Um eine zufriedenstellende Antwort hierauf zu finden, gibt es nur eine einzige Möglichkeit: die differenzierte Betrachtung der Pflanze mit all ihren Aspekten. Denn Cannabis ist nicht gleich Cannabis. Das psychoaktive Tetrahydrocannabinol (THC) ist dem zunehmend populären Cannabidiol (CBD) nicht gleichzusetzen. Cannabisblüten rauchen zum Genuss und die Einnahme einer Cannabistinktur als Medizin sind auseinanderzuhalten. In der Verwendung von Cannabis stecken eine Menge Chancen – aber auch Risiken. Das vorliegende Buch beleuchtet beides und hinterfragt die hartnäckigen Vorurteile: Ist Kleidung aus Cannabisfasern kratzig und unbequem? Ist Cannabis wirklich eine Einstiegsdroge?

Janika Takats und ich lernten uns am größten europäischen Medizinalcannabis-Kongress in Berlin im Oktober 2019 kennen, und ihr leidenschaftliches Interesse und breitgefächertes Wissen rund um die sagenumwobene Pflanze fielen mir sofort auf. Ich habe mich daher sehr gefreut, als ich erfahren habe, dass sie dieses Wissen nun in einem Buch niedergeschrieben hat und mit einer breiten Leserschaft teilt. Als Naturwissenschaftlerin schätze ich es natürlich besonders, dass sich die Autorin auf wissenschaftliche, evidenzbasierte Studien stützt. Dabei schreibt sie leicht verständlich und veranschaulicht die Ausführungen mit vielen Beispielen. Sie leistet einen wichtigen Beitrag dazu, dass das in vielen Kreisen verbreitete negative Image von Cannabis überholt und die Pflanze in einem neuen Licht präsentiert wird.

Ich wünsche Ihnen, liebe Leserin und lieber Leser, viel Freude beim Eintauchen in die vielschichtige Welt der wohl faszinierendsten und umstrittensten (Heil-)Pflanze der Welt: CANNABIS.

Bern, im Oktober 2020
Dr. phil. Daniela Elisabeth Eigenmann

Einleitung

Cannabis ist eine besondere Pflanze. Nicht nur aufgrund ihrer Fähigkeiten und Einsatzmöglichkeiten, sondern auch, weil sie in ihrer Bedeutung wie kaum eine andere mit Zuschreibungen, Geschichte und Vorurteilen aufgeladen ist. Während einige Menschen, immer noch der Auffassung sind, Cannabis sei ein gefährliches »Rauschgift«, sehen andere in ihr die Retterin des Planeten (Klimawandel) und der Menschheit (Medizin).

Keine andere Pflanze wurde je so heiß diskutiert. Dabei ist es auch deshalb schwer einen Konsens zu finden, weil die Streitenden oft völlig gegensätzliche Aspekte mit der Pflanze verbinden: Ein Klinikpsychiater hat vielleicht die Erfahrung gemacht, dass Cannabis Psychosen auslöst und dazu führt, dass man die Kontrolle über das eigene Leben verliert – eine niedergelassene Psychiaterin setzt Cannabis hingegen erfolgreich in ihrer Praxis ein, um Angstzustände und Zwangsstörungen zu behandeln. Und während Eltern sorgenvoll auf den Cannabiskonsum ihrer Studententochter schauen, würde der Architekt nie auf den Joint nach einem anstrengenden Arbeitstag verzichten wollen. Wer hat hier nun recht?

In den letzten Jahren ist auch die Häufigkeit der Berichterstattung über Cannabis stark gestiegen. So ziemlich jede größere Zeitung und jede Wissenssendung haben sich bereits dem Thema gewidmet. In Talkrunden wird das Für und Wider einer Legalisierung diskutiert; in

Gesundheitsmagazinen werden die Behandlungsmöglichkeiten mit medizinischem Cannabis beschrieben. Besondere Aufmerksamkeit erhielten Städte wie Berlin, Düsseldorf oder Bremen mit ihren gescheiterten Versuchen, Modellprojekte zu initiieren, um eine geregelte Abgabe an Genusskonsumenten zu testen. In der Berichterstattung wird das Thema dabei oft verkürzt oder sehr allgemein behandelt und geht selten über die Grundlagen hinaus.

»Enthüllungsberichte« im Fernsehen oder in diversen YouTube-Videos wollen vermeintliche Betrügereien aufdecken und stellen dabei die Wirksamkeit von Cannabis oder speziell CBD komplett infrage. Auf der anderen Seite gibt es wiederum zahlreiche Cannabis-Enthusiasten, die die Pflanze und ihre (angeblich) wunderbaren Heilkräfte preisen. Dadurch werden nicht selten falsche Hoffnungen geweckt und Risiken außen vor gelassen.

Das Thema Cannabis polarisiert also nach wie vor und oft ist dabei mehr (persönliche) Meinung als fundiertes Fachwissen im Spiel. In dieser aufgeheizten Debatte ist es für Außenstehende, die sich fragen, ob und inwiefern sie von der Anwendung der Pflanze profitieren können, schwierig, valide Antworten zu finden.

Zunächst einmal: Cannabis ist kein Wunderkraut. Das wachsende Interesse an Cannabisprodukten wie CBD-Tropfen als bloße Scharlatanerie abzutun wird der Pflanze jedoch genauso wenig gerecht, und wir vertun Chancen, wenn wir die Berichte über ihre Heilkräfte als völligen Unsinn abqualifizieren und uns nicht näher mit den tatsächlichen medizinischen Möglichkeiten befassen. Denn aus zahlreichen Erfahrungsberichten schwer kranker Menschen weiß man, dass Cannabis sehr wohl als Medizin eine Berechtigung hat.

Umso wichtiger ist es, dass sich Interessenten eigenständig und aus möglichst vielfältigen Quellen informieren.

Patienten haben sich in jahrelangem Hin und Her das Recht auf ihre Medizin erkämpft. Doch es bleibt noch viel zu tun: Auch wenn eine Gesetzesänderung bereits im Jahr 2017 Cannabis als Medizin für schwer kranke Menschen zugänglich gemacht hat, herrschen immer noch viel Unwissen sowie Vorbehalte und Unsicherheiten bei Ärzten wie Patienten. Außerdem ist die medizinische Versorgung mit Cannabis noch immer lückenhaft: Patienten haben oft Schwierigkeiten, einen Arzt zu finden, der bereit ist, mit ihnen einen Therapieversuch zu unternehmen und müssen lange oder gar vergebens um die Kostenübernahme durch die Krankenkassen kämpfen, die immer noch rund ein Drittel der Anträge ablehnt.

Die Cannabisforschung hat durch die zunehmende internationale Liberalisierung an Fahrt aufgenommen. Mehr und mehr Studien belegen, dass Cannabis kranken Menschen helfen und ihnen ein Stück Lebensqualität zurückgeben kann, zeigen aber auch Grenzen auf. Beides ist wichtig, um aus Cannabis ein seriöses, gut erforschtes Arzneimittel zu machen und nicht falschen Versprechungen aufzusitzen. Die Pflanze ist kein Allheilmittel. Vorsicht ist geboten, wenn selbst ernannte Heiler und Experten versprechen, Cannabis könne Krebs heilen und sei effektiver als schulmedizinische Methoden – denn dies zu glauben ist falsch und gefährlich.

Ein Umstand, auf den ich auch in diesem Buch ausführlich eingehe, ist, dass die Forschung in Bezug auf Cannabis und dessen einzelne Bestandteile in vielen Bereichen noch am Anfang steht. Dies heißt jedoch nicht, dass es keine Studien gäbe. Im Gegenteil: Es gibt sie, und es werden ständig mehr. Die Cannabisforschung ist jedoch komplex, da hier nicht nur ein einzelner Wirkstoff, sondern eine ganze Palette von Bestandteilen zusammenspielen. Daher wird die Wissenschaft noch viele Jahre damit beschäftigt sein, Lücken zu schließen und Zusammenhänge zu untersuchen.

Doch Cannabis ist nicht nur Medizin oder Rauschmittel. Die Pflanze ist weitaus vielseitiger einsetzbar, und fast jeder Teil von ihr ist für den Menschen nutzbar. Von den nährstoffreichen Samen über die kräftigen Fasern des Stängels bis zur Zellulose in seinem Inneren sind die Einsatzmöglichkeiten schier endlos. Allein das THC in den Blüten ist es, was die Pflanze illegal macht. Cannabissorten, die weitestgehend THC-frei sind, unterliegen zwar bestimmten Regularien, können aber legal angebaut, verarbeitet und verwendet werden. So kann Cannabis tatsächlich viele Teile unseres Lebens bereichern sowie gesünder und nachhaltiger machen.

Diese vielseitigen Einsatzmöglichkeiten sind auch der Grund, warum Cannabis jetzt sein Comeback feiert. Ob in der Ernährung, beim Sport, in der Textilproduktion, in der Kosmetik oder beim Hausbau: In immer mehr Lebensbereichen wird Cannabis wiederentdeckt und als neuer Trend gefeiert. Und während THC-haltiges Cannabis als Betäubungsmittel derzeit nur für schwer kranke Menschen legal zugänglich ist, hat sich das lange Zeit vernachlässigte Cannabinoid Cannabidiol (CBD) zum Lifestyleprodukt und neuen Gesundheitstrend gemausert. International ist ein Markt entstanden, der die Vorzüge der Substanz anpreist und immer mehr Produkte herausbringt.

Dabei hat Cannabis auch in der Vergangenheit schon seine Höhen und Tiefen erlebt. In Kriegszeiten wurden Bauern wegen der großen wirtschaftlichen Bedeutung der Pflanze vor allem als Faserlieferant dazu verpflichtet, Hanf anzubauen. Später wurde ein regelrechter Krieg gegen sie geführt, weil sie als gefährliche Droge für den Verfall der Gesellschaft verantwortlich gemacht wurde. Und während Cannabis in Kulturen auf der ganzen Welt

Jahrhunderte, gar Jahrtausende lang als Heilpflanze verwendet und geschätzt wurde, wurde dem Gewächs im UN-Einheitsabkommen von 1961 jeglicher medizinische Wert abgesprochen und es wurde im vergangenen Jahrhundert gar gänzlich verboten. Damit verschwand es von den Feldern, aus den Geschäften sowie aus den Medizinbüchern, und ein Großteil des Wissens über die Pflanze geriet in Vergessenheit.

Und dennoch: Selbst die botanisch unbedarfteste Person erkennt beim Betrachten des Blattes sofort, dass es sich um die Cannabispflanze handelt. Das Blatt wurde zum Symbol. Zum Symbol der Jugendkultur, der Widerstandsbewegungen gegen das Establishment, der Rückbesinnung auf die Natur und des Rebellentums.

Auch aus wirtschaftlicher Sicht ist Cannabis besonders. Normalerweise investieren Unternehmen viel Geld, um neue Produkte zu bewerben und bei potenziellen Käufern Begehrlichkeiten zu wecken. Cannabis ist anders. Hier bestanden seit Jahren bereits ein Markt, eine rege Nachfrage sowie eine ganze Branche, die Produkte für den Konsum, die Aufzucht oder das damit verbundene Lifestyle-Feeling lieferte, ohne das auch nur ein Gramm Cannabis (legal) verkauft worden wäre.

Was also ist dran an dem aktuellen Hype? Was kann Cannabidiol wirklich, und was muss man beim Kauf beachten? Wenn Jugendliche mit CBD-Kaugummis in der Tasche auf der Straße von Polizisten angehalten werden – kann es dann überhaupt legal sein?

Auf all diese Fragen und noch viele weitere will dieses Buch Antworten geben. Es soll einen Überblick über das Thema bieten: Für Laien verständlich, aber doch tiefgehend, damit sich am Ende niemand mehr fragen muss, ob man mit medizinischem Cannabis Gefahr läuft, den Führerschein zu verlieren oder ob man von Cannabissamen aus dem Bioladen high werden kann. Das Buch soll dabei helfen, Informationen einzuordnen. Es soll Chancen und Möglichkeiten aufzeigen, wie Cannabis unsere Gesundheit und unseren Alltag positiv beeinflussen kann. Es soll zeigen, wie kranke Menschen schon heute von der Pflanze profitieren können und welche Rolle Cannabis bei einer gesunden und nachhaltigen Lebensweise spielen kann. Gleichzeitig soll es aber auch die Grenzen aufzeigen und vor falschen Versprechungen oder übertriebenen Erwartungen warnen.

Einige beschriebene Anwendungsmöglichkeiten (speziell die von Cannabidiol) grenzen stark an eine medizinische Behandlung. Solche sollten stets in Begleitung eines erfahrenen Mediziners oder Heilpraktikers erfolgen. Die Praxis sieht jedoch häufig so aus, dass sich viele der im Gesundheitswesen tätigen Menschen kaum oder gar nicht mit medizinischem Cannabis oder CBD auskennen. Die Betroffenen sind daher häufig auf sich allein gestellt. Ihnen will ich in diesem Buch einen Überblick über die Möglichkeiten geben und darlegen, welche Informationen aus diversen Erfahrungsberichten bereits vorliegen. Eine medizinische Beratung soll und kann ich damit natürlich nicht ersetzen.

Ich selbst beschäftige mich nun schon seit fast zehn Jahren mit der Cannabispflanze, und sie fasziniert mich jeden Tag aufs Neue. Als Chefredakteurin und Journalistin habe ich mit zahlreichen Ärzten, Richtern, Patienten, Aktivisten, Anwälten, Künstlern, Unternehmern, Forschern und Politikern über die Pflanze gesprochen. Dabei habe ich unzählige Standpunkte und Erfahrungswerte, aber auch konkrete Forderungen und Vorschläge dazu kennengelernt, wie man zukünftig in der Gesellschaft mit Cannabis umgehen sollte. Dass sich immer mehr Menschen von alten Vorurteilen frei machen und das Wohl des Einzelnen in den Vordergrund stellen, ist eine positive Entwicklung. Gleichzeitig merke ich in Alltagsgesprächen immer wieder, wie wenig die meisten Menschen über Cannabis und seine Nutzungsmöglichkeiten wissen und wie schnell Fehlinformationen und verdrehtes Halbwissen in den Köpfen hängen bleiben. Es ist also an der Zeit, etwas Klarheit zu schaffen – und dabei sei gesagt: Die Pflanze hält einige Überraschungen parat.

Kapitel 1: Geschichte

Erste Spuren

Cannabis wächst schon seit vielen Tausend Jahren auf unserem Planeten. Nach derzeitigem Kenntnisstand stammt die Pflanze ursprünglich aus dem Gebiet des heutigen Zentralasiens und wurde von dort aus durch den Menschen auf der ganzen Welt verbreitet. Bereits vor über 10 000 Jahren bauten Menschen Cannabis als Nutzpflanze an – damit gilt sie als eine der ersten Pflanzen, die von sesshaft gewordenen Stämmen kultiviert und bereits damals vielseitig verwendet wurde.

So wird sie etwa um 2700 v. Chr. im Arzneibuch des Kaisers Shennong im prähistorischen China unter anderem zur Appetitanregung empfohlen, sowie auch als Heilmittel bei Gicht, Rheumatismus, Verstopfung oder geistiger Abwesenheit. Funde belegen außerdem, dass Cannabissamen Teil der menschlichen Ernährung waren und bereits um 5000 v. Chr. Textilien aus den Fasern des Stängels hergestellt wurden. Aus dem stabilen Pflanzenmaterial wurden Stricke, Netze oder Textilien gefertigt.

Die Cannabispflanze galt zudem in vielen Kulturen als heilig, so etwa im Hinduismus, Buddhismus, im japanischen Shintoismus sowie bei den islamischen Sufis. Auch in zahlreichen schamanischen Ritualen wurde Cannabis bei religiösen Ritualen verwendet, um Böses abzuwenden oder mit den Göttern zu kommunizieren.

Nomadenvölker aus Zentralasien brachten die Pflanze immer weiter nach Westen. So wurde Cannabis auch im Mittleren Osten und östlichen Teilen des Mittelmeerraums angebaut und gelangte schließlich nach Europa. Der bisher älteste bekannte archäologische Fund in Europa stammt aus vorgermanischer Zeit und wird etwa auf das Jahr 5500 v. Chr. datiert: In der Region des heutigen Thüringen wurden Cannabissamen in Grabasche gefunden. Auch in weiteren Gräbern auf dem Gebiet des heutigen Deutschlands wurden Reste von Cannabis nachgewiesen.

In einer Ausgrabungsstätte in Bayern wurde zudem die älteste Pfeife der Welt gefunden, die wohl um das Jahr 1500 v. Chr. verwendet wurde. In der übrig gebliebenen Asche wurden Reste von Mohn und Hanf gefunden, die belegen, dass Cannabis auch frühzeitig wegen seiner berauschenden Wirkung genutzt wurde.

Und auch die Medizin der Antike wusste um die medizinische Wirkung der Cannabispflanze: In der Arzneimittellehre des Dioskurides (um 50 n. Chr.), dem einflussreichsten Werk zum Umgang mit Heilpflanzen und Arzneimitteln der damaligen Zeit, wurde Cannabis zum ersten Mal in der abendländischen Medizin schriftlich erwähnt. Auch in Indien und im alten Ägypten kannte und schätzte man die Wirkung der Pflanze und setzte sie sowohl als Heilmittel als auch zu rituellen Zwecken ein.

… und der Weg des Cannabis in die Moderne

Im Europa des Mittelalters war Cannabis, zu Deutsch Hanf und zu damaliger Zeit unter anderem auch als Hanaf, Hanuf oder Henef bezeichnet, im Alltag der Menschen unentbehrlich. Die Samen waren als Protein- und Fettsäurelieferant Teil der Ernährung. Aus ihnen wurde beispielsweise Öl gewonnen oder sie wurden in ärmeren Familien gekocht und als Hanfsuppe gegessen.

Die Fasern wurden weiterhin zur Herstellung von Stricken, Kleidung und anderen Textilien verwendet. Später wurde Hanf für die Seefahrt unentbehrlich, da das reißfeste Material ideal zur Herstellung von Tauen, Segeln und Netzen geeignet war.

Seit 1150 wurde in der ersten Papierfabrik in der Nähe der spanischen Stadt Valencia Papier aus Hanftextillumpen hergestellt und in zahlreiche europäische Länder verkauft. Auch die Gutenberg-Bibel wurde 1455 auf Hanfpapier gedruckt. Dieses hat den Vorteil, dass es im Gegensatz zu Papier auf Holzbasis nicht säurehaltig ist. Denn diese Säure zerfrisst über die Jahre das Papier, weswegen in den Archiven Bücher, die nach 1850 auf Holzpapier gedruckt wurden, immer mehr zerfallen, während weitaus ältere Exemplare aus Hanfpapier nach wie vor gut erhalten sind. Dieses Umstands wurde man sich – zum Leidwesen vieler Archivare – erst im Nachhinein bewusst.

Auch die medizinische Wirkung der Pflanze kannte man damals bereits. Das wohl älteste mittelalterliche Zeugnis dafür sind die Schriften der Hildegard von Bingen (1098–1179). Die Äbtissin verfasste zwischen 1150 und 1160 umfassende Schriften zur Kräuterheilkunde und erwähnte den Hanf in ihrer *Physica*. Sie wird gerne als Quelle herangezogen, wenn es darum geht, die frühzeitige Nutzung von Cannabis zu medizinischen Zwecken zu belegen. Dabei schien die Benediktinerin der Pflanze gar keine besondere Bedeutung beigemessen zu haben, denn die Ausführungen sind kurz und relativ allgemein gehalten. Anderen Pflanzen, wie zum Beispiel dem Ingwer, sind hingegen mehrere Seiten mit detaillierten Rezepten gewidmet.

Hanf wurde dennoch in zahlreichen Arznei- und Kräuterbüchern der folgenden Zeit erwähnt. Unter anderem von Paracelsus (1493–1541) – und das, obwohl Papst Innozenz VII. Kräuterheilern die Verwendung von Cannabis im Jahr 1484 verbot. Cannabis sei ein unheiliges Sakrament der Satansmesse, so die Begründung.

Als Nutzpflanze war Cannabis jedoch weiterhin unverzichtbar und wurde im gesamten deutschsprachigen Raum angebaut. Davon zeugen heute noch Ortsnamen wie Hardt-Hanfgarten (bei Gummersbach), Henfenfeld (bei Nürnberg) oder Hanf und Hennef, die in der Nähe von Bonn liegen. Auch in Österreich und der Schweiz gibt es zahlreiche Orts- und sogar Familiennamen, die Hanfbach, Hampfgarte, Hanfländer, Hanftal, Hanfacker oder ähnlich lauten und bis heute die einstige Bedeutung der Pflanze belegen.

Mit der Kolonialisierung und gewaltsamen Eroberung von Nord- und Südamerika gelangte die Cannabispflanze auf den neu entdeckten Kontinent und war bereits im 16. Jahrhundert an der Ostküste Nordamerikas weit verbreitet. Hanf war in den Kolonien ein ebenso wichtiger Rohstoff wie im alten Europa. Währenddessen erlangte die Pflanze hierzulande als Medizin wieder größere Bedeutung. Dies ist vor allem den europäischen Ärzten William B. O'Shaughnessy (1809–1889), der in Indien arbeitete, und seinem Kollegen Louis Aubert-Roche (1818–1874), der in Afrika tätig war, zu verdanken. Sie verfassten Abhandlungen über ihre Erfahrungen mit der dortigen Verwendung von Cannabis als Heilpflanze. So beschrieb O'Shaughnessy in einem 1843 erschienenen Artikel die Verwendung von Cannabis bei Tetanus, Rheuma, Cholera und weiteren Erkrankungen.[1] Dadurch wuchs in Europa und Amerika wieder das medizinische Interesse und bald darauf wurde Cannabis, unter der für die Indica-Varietät damals geläufigen Bezeichnung indischer Hanf, über Jahrzehnte hinweg gegen Schmerzen, Krämpfe, Tetanus, Epilepsie, Husten, Asthma oder Schlaflosigkeit eingesetzt.

So wird etwa in *Schröters Schatzkästlein der Pflanzenheilkunde* aus dem Jahr 1911 ein Tee aus den zerstoßenen Samen gegen Harnleiden und schmerzenden Harn empfohlen. In Milch gekochte Samen sollten zudem gegen Husten helfen. Hanfkompressen wiederum wurden zur Linderung bei Geschwülsten, bei Gicht und Rheumatismus eingesetzt und eine Tinktur, aus den Blüten hergestellt, sollte als Umschlag auf entzündeten Stellen helfen.

Gegen Ende des 19. Jahrhunderts etablierten sich Cannabispräparate in der westlichen Medizin und waren in jeder Apotheke zu finden. Pharmazeutische Unternehmen wie die Firma Merck & Co. in Darmstadt produzierten verschiedene Medikamente, die als Schmerz- oder Schlafmittel, gegen Rheuma, Depression oder Psychosen verwendet und meist oral eingenommen wurden. Es gab aber auch Präparate zur äußeren Anwendung, die gegen Hühneraugen oder Entzündungen helfen sollten, sowie Zigaretten, die bei Asthma eingesetzt wurden. Der Genusskonsum von Cannabis war hingegen nicht weit verbreitet, daher wurde eine mögliche Abhängigkeit nicht als Problem angesehen.

Von Bauern und in ärmeren Schichten wurden Cannabisblüten außerdem lange als Tabakersatz genutzt, da Tabak damals noch ein relativ teures Luxusgut war. Aus dieser Zeit stammt die Bezeichnung »Knaster«, wohl weil die Samen in der Pfeife knackten. Als »starker Tobak« wurden wiederum die cannabis- oder haschischhaltigen Zigaretten bezeichnet, die bis vor gut 100 Jahren in deutschen Tabakläden erhältlich waren.

Das schicksalhafte 20. Jahrhundert

So wichtig Hanf für die Menschheit in den vergangenen Jahrhunderten gewesen war, so schnell verlor er im 20. Jahrhundert an Bedeutung und wurde letztendlich komplett verboten. Dass es zu dieser Entwicklung kam, hat mehrere Gründe.

In der Medizin wurde Cannabis wegen seiner vielseitigen Anwendungsmöglichkeiten und der geringen, nichtlebensbedrohlichen Nebenwirkung zwar geschätzt – gleichzeitig brachten die Präparate jedoch einige Probleme mit sich. Die Zusammensetzung der Extrakte schwankte stark, sodass keine einheitliche Dosierung der Wirkstoffe möglich war. Die Wirksamkeit bzw. die Stärke der Wirkung war daher für Ärzte und Patienten schwer vorhersehbar.

Bereits 1803 gelang es dem Apotheker Friedrich Wilhelm Sertürner dagegen, den im Opium aktiven Wirkstoff Morphin zu isolieren. Damit wurde die industrielle und standardisierte Herstellung von Medikamenten auf Morphinbasis möglich. Bei Cannabis gelang die Isolierung erst wesentlich später, im Jahr 1964. Bis dahin waren die Hauptwirkstoffe unbekannt und eine Standardisierung damit unmöglich.

Eine weitere Hürde lag darin, dass die wichtigsten chemischen Bestandteile bzw. Wirkstoffe der Pflanze, die Cannabinoide, nicht wasserlöslich sind. Zum damaligen Zeitpunkt konnten daher keine Injektionslösungen hergestellt werden – ein weiterer Grund, warum Cannabis schließlich vom Morphium verdrängt wurde. Als 1898 von der Firma Bayer das neuartige Hustenmedikament Heroin, das im Gegensatz zu Morphium nicht abhängig machen sollte – so die damalige Behauptung – und 1900 Aspirin auf den Markt kamen, wurde Cannabis endgültig verdrängt.

Auch als Nutzpflanze bekam Hanf zunehmend Konkurrenz. Durch die Kolonialisierung erhielt Europa Zugang zu Fasern wie Baumwolle und Jute, die durch die Ausbeutung von Sklaven und billigen Arbeitskräften in den Kolonien wesentlich günstiger produziert werden konnten. Gleichzeitig brach mit der zunehmenden Verwendung von Dampfschiffen die Segelschifffahrt als bedeutender Abnehmer für Hanfstoffe und -seile weg. Während der beiden Weltkriege erlebte Hanf kurzzeitig ein Comeback, denn durch den Krieg konnte Deutschland keine Faserlieferungen aus Indien mehr erhalten und man besann sich auf die heimische Produktion von Hanffasern.

Auch in den USA ging es mit dem Hanf schnell bergab. In den 1920er und Anfang der 1930er war Hanf noch eine der wichtigsten Agrarpflanzen, deren Anbau und Verarbeitung durch neue Maschinen wesentlich vereinfacht werden konnten. Das Landwirtschaftsministerium setzte voll auf die Pflanze und regte an, die Anbaufläche jährlich zu verdoppeln. So wurde Hanf im *Mechanical Engineering Magazine* 1938 als »Profitabelste Nutzpflanze, die man sich wünschen kann«[2] beworben – doch schon bald darauf wurde der Anbau völlig verboten.

Maßgeblich vorangetrieben wurde diese Entwicklung von dem damaligen Leiter der US-Drogenbehörde Harry J. Anslinger (1892–1975), der zuvor für die Durchsetzung der Alkoholprohibition verantwortlich gewesen war. Als diese im Jahr 1933 wieder aufgehoben wurde, drohte seine Behörde in Bedeutungslosigkeit zu versinken – ein neues Betätigungsfeld musste her. Entgegen wissenschaftlicher Studien, die die relative Ungefährlichkeit und damit Bedeutungslosigkeit des Cannabiskonsums bescheinigten, präsentierte Anslinger Cannabis also als extrem gefährliche Droge. »Marihuana« sorge für den Verfall der Jugend, würde hauptsächlich von mexikanischen

Einwanderern und Afroamerikanern geraucht und verleite diese zu Gewalttaten sowie dazu, weiße Frauen zu vergewaltigen – so die damalige Behauptung.[3] Die genauen Ursprünge der Bezeichnung Marihuana liegen im Dunkeln; man weiß aber, dass sie um 1900 Einzug in den US-amerikanischen Sprachgebrauch erhielt. Der Begriff – genauso wie die Praxis, die Blüten zu rauchen – wurde von den knapp 900 000 Einwanderern eingeführt, die damals vor den Folgen der mexikanischen Revolution in die Vereinigten Staaten flohen. Anslinger und die US-Drogenbehörde bedienten sich der Bezeichnung Marihuana, um der Pflanze ein angsteinflößendes und »exotisches« Image zu verleihen.

Diese Hetze bediente die rassistischen Vorurteile der weißen Bevölkerung, der oftmals nicht klar war, dass es sich bei der Teufelsdroge Marihuana und der allseits bekannten Nutzpflanze Hanf um ein und dieselbe Pflanze handelte. Anslinger überzeugte den US-Kongress, dass Marihuana die gefährlichste Droge überhaupt sei, woraufhin dieser den Anbau von Hanf verbot und den Konsum von Marihuana unter Strafe stellte. Der erste Schritt dazu war der Erlass des Marihuana Tax Acts im Jahr 1937.

Das Verbot von Cannabis wurde jedoch auch aus wirtschaftlichen Interessen vorangetrieben. Neben der mächtigen Holzpapierindustrie hatten auch Chemiefabrikanten wie die Firma DuPont ein Interesse daran, Konkurrenzprodukte wie die Hanffaser aus dem Weg zu schaffen. DuPont hatte sich ein Verfahren patentieren lassen, um Plastik aus Öl und Kohle herzustellen. Dadurch wurde auch die Produktion von Kunstfasern möglich, die nun in der Textilproduktion mit den Naturfasern konkurrierten. Ende der 1930er-Jahre brachte DuPont die Nylonfaser auf den Markt, deren Erfolg nicht durch Naturfasern bedroht werden sollte, da das Unternehmen erhebliche Summen in die Entwicklung gesteckt hatte.

Anslinger ging aber noch weiter. 1947 übernahm er den Vorsitz der UN-Drogenkommission und arbeitete auf ein internationales Verbot der Cannabispflanze hin. Nachdem die Weltgesundheitsorganisation (WHO) 1954 auf Anslingers Drängen hin veröffentlich hatte, dass Cannabis keinen medizinischen Nutzen hätte und sogar gefährlich sei, wurde Cannabis 1961 in das »Einheitsabkommen über die Betäubungsmittel« (»Single Convention on Narcotic Drugs«) aufgenommen. Damit wurde Cannabis international als gefährliche Droge ohne medizinischen Nutzen klassifiziert und stand auf einer Stufe mit Heroin und Kokain. Das Abkommen wurde von über 180 Staaten ratifiziert und Cannabis damit international verboten. Das negative Image der Pflanze als Drogenkraut war in den Köpfen etabliert, und alle anderen Nutzungsformen gerieten fast völlig in Vergessenheit.

Die Folgen des Verbots

In den meisten europäischen Ländern war trotz des Verbotes der Anbau von Nutzhanf bis in die 1980er-Jahre erlaubt, doch beschränkten sich die Anbauflächen auf wenige Hektar. Auch die medizinische Forschung kam fast völlig zum Erliegen. Einige Wissenschaftler zeigten aber nach wie vor Interesse an der Pflanze. Darunter der israelische Biochemiker Raphael Mechoulam und sein Kollege Yechiel Gaoni, die an der Hebrew University of Jerusalem forschten.

Mechoulam widmete sich Anfang der 1960er-Jahre dem Thema, da in der Cannabisforschung praktisch keine Konkurrenz existierte und er dadurch die Chance sah, sich schnell einen Namen zu machen. Um an Forschungsmaterial zu kommen, ging der junge Wissenschaftler zum

Institutsleiter und fragte, ob dieser jemanden bei der Polizei kenne. Einen Anruf später machte sich Mechoulam auf den Weg zur Polizeizentrale. Dort bekam er fünf Kilo zuvor bei einer Polizeikontrolle beschlagnahmtes Haschisch überreicht. Der Rückweg im öffentlichen Nahverkehr gestaltete sich trotz des auffälligen Geruchs problemlos. Dennoch wurde er im Nachhinein vom Gesundheitsministerium ermahnt, da dieses der Transaktion im Vorfeld hätte zustimmen müssen. Im Labor gelang es Mechoulam, zehn der über 100 heute bekannten Cannabinoide zu isolieren. Darunter, im Jahr 1964, auch THC, welches sich als Hauptverursacher des typischen Cannabisrausches herausstellte. Der 1930 geborene Mechoulam widmet sich bis heute der Cannabisforschung. Dennoch fand seine Arbeit lange kaum Beachtung.

Mit dem Aufkommen der Hippie-Bewegung wurde Cannabis unterdessen zum Symbol einer Widerstandsbewegung und Gegenkultur. Gleichzeitig wurde es für traditionellere Bürger zu einer Bedrohung der herrschenden Ordnung. Im Jahr 1971 erklärte Richard Nixon den Drogengebrauch zum Staatsfeind Nr. 1 und ließ entsprechende repressive Maßnahmen folgen.

Bis heute wurden international Milliarden für die Durchsetzung des Cannabisverbots und die Verfolgung der Konsumenten ausgegeben. Eine Unterbindung des Cannabisgebrauchs wurde damit jedoch zu keinem Zeitpunkt erreicht, weswegen besonders in den letzten drei Jahrzehnten immer mehr Kritik an diesem Vorgehen laut wurde.

… und erste Lockerungen

Der Wandel in der Berichterstattung und die zunehmende Präsenz des Themas gingen in den USA Anfang der 2010er-Jahre an einigen Orten mit der Aufhebung des Cannabisverbots einher. Den Anfang machten die beiden US-Bundesstaaten Washington State und Colorado Ende 2012. Hier wurde per Volksentscheid die Legalisierung der Pflanze nicht nur zu medizinischen, sondern auch zu Genusszwecken entschieden. Die Welt schaute damals gespannt auf ein Experiment, welches Kritiker das Schlimmste befürchten ließ. Doch auch wenn Studien erst nach und nach aussagekräftige Ergebnisse liefern, lässt sich bereits sagen, dass die große Katastrophe ausblieb. Im Gegenteil: Es entstand eine neue Industrie – in erster Linie im Genussmittelbereich –, die Arbeitsplätze schuf und dem Staat enorme Steuereinnahmen bescherte. Selbst die Zahl der Verkehrstoten lag in Washington 2013 und 2014 unter dem seit 2002 ermittelten Jahresdurchschnitt und entkräftete damit die Verkehrssicherheit als eines der Hauptargumente der Legalisierungsgegner.

So kam es, dass in den folgenden Jahren einige weitere Staaten Cannabis für den Genusskonsum freigaben. Neben der vollständigen Legalisierung ließen etliche Staaten zumindest die medizinische Verwendung von Cannabis zu und machten es kranken Menschen zugänglich.

Ist Cannabis damit in den USA legal? Nein. Auf nationaler Ebene wird Cannabis immer noch als illegale Droge ohne jeglichen medizinischen Wert eingestuft. Das hat zur Folge, dass Cannabisunternehmer beispielsweise lange Zeit Probleme hatten, ein Bankkonto zu eröffnen, da die Banken fürchteten, von der Regierung für Geschäfte mit »Drogendealern« belangt zu werden. Auch dürfen Produkte nicht über die Staatengrenze hinaus transportiert werden, was eine Expansion der produzierenden Unternehmen derzeit verhindert.

2013 war Uruguay dann weltweit das erste Land, das Cannabis komplett legalisierte. Der damalige Präsident José Mujica musste sich vom Internationalen Suchtkontrollrat die »Gesinnung eines Piraten« vorwerfen lassen, da er es wagte, sich dem Einheitsabkommen der UN zu widersetzen. Die Aufregung dürfte mehr auf den Symbolwert der Gesetzesänderung als auf deren tatsächliche Konsequenzen zurückzuführen sein, denn Uruguay brauchte Jahre, um ein einigermaßen funktionstüchtiges Abgabesystem zu etablieren und den Anbau im eigenen Land zu gestalten.

Im Oktober 2018 machte mit Kanada dann das erste Industrieland und G7-Mitglied den Schritt, Cannabis vollständig zu legalisieren. Das Land verfügte bereits seit 2001 über ein Programm für den Anbau und die Abgabe für den medizinischen Gebrauch. Auch Israel verfügt bereits über ein etabliertes Versorgungssystem für medizinisches Cannabis. Der Weg für die Verschreibung wurde dort bereits im Jahr 1999 geebnet. Seit 2019 dürfen die Blüten auch zu medizinischen Zwecken exportiert werden. Einige weitere Länder, wie etwa Mexiko, haben inzwischen angekündigt, ihre derzeitigen Gesetze zu verändern.

Die Lage in Europa …

Auch in Europa zeichnet sich, zum Beispiel in Luxemburg, ein liberalerer Umgang mit Cannabis ab. In den letzten Jahren haben einige Länder den Zugang zu medizinischem Cannabis ermöglicht bzw. vereinfacht und auch die Diskussion über eine Zulassung als Genussmittel nimmt an einigen Stellen konkretere Formen an.

Cannabis ist in Europa, wie auch international, die am häufigsten konsumierte, illegale Droge. Wie der Drogenbericht der EU bereits 2013 feststellte existiert in Europa ein relativ beständiger und großer Schwarzmarkt für Cannabisblüten und Cannabisharz (Haschisch). Im Jahr 2018 schätzte der Bericht den illegalen Markt für Cannabis in Europa auf einen Umfang von mindestens 9,3 Milliarden Euro.[4]

Innerhalb der Grenzen des Verbots gibt es unterschiedliche Modelle, wie in den jeweiligen EU-Ländern mit dem Cannabiskonsum der Bevölkerung umgegangen wird. In Portugal beispielsweise werden Konsumenten seit 2001 nicht mehr von einem Strafgericht verurteilt. Der Konsum wurde also entkriminalisiert, lediglich Anbau und Handel sind weiterhin unter Strafe gestellt. In Spanien können sich Konsumenten seit Mitte der Nullerjahre zu sogenannten Cannabis Social Clubs zusammenschließen, denen es gestattet ist, Cannabis für die Mitglieder anzubauen und es an sie abzugeben. Auch Tschechien hat den Besitz geringer Mengen entkriminalisiert.

Entgegen gängiger Annahmen ist der Besitz von Cannabis auch in den Niederlanden nicht legal. Das Land fährt zwar seit Mitte der 1970er-Jahre eine Duldungspolitik, die den Konsum und den Verkauf in Coffeeshops toleriert, der Anbau und die Beschaffung bleiben jedoch illegal. Es ist ein System, das nur durch das Wegschauen der Gesetzeshüter funktioniert. Interessanterweise liegen die Niederlande mit ihren Konsumentenzahlen trotz des freien Zugangs nur knapp über dem EU-Durchschnitt, hinter Frankreich, Spanien und Italien.[5]

… und in Deutschland?

In Deutschland ist Cannabis seit 2017 für die medizinische Anwendung zugänglich. Die Bundesrepublik war zudem das erste Land, welches die Kostenübernahme durch die Krankenkassen gesetzlich regelte. Wie diese rechtlichen Regulierungen im Einzelnen aussehen, werde ich in Kapitel 3 näher erläutern.

Bereits seit 1998 darf zudem von den Landwirten wieder Nutzhanf angebaut werden – fristet allerdings auf den Feldern noch ein Nischendasein. Dies liegt unter anderem daran, dass die Entwicklung von Ernte- und Verarbeitungsmaschinen jahrzehntelang vernachlässigt wurde und Innovationen auf dem Gebiet mit enormen Investitionen verbunden sind. Dennoch nehmen in Deutschland wie auch in Europa die Anbauflächen von Jahr zu Jahr zu, weil die Nachfrage steigt: Inzwischen lassen sich Hanfsamen, Hanfsamenöl oder -proteinpulver in den Regalen von Bioläden, Drogerien und Reformhäusern finden. Auch gibt es immer mehr Lebensmittelhersteller, die Hanf als Superfood oder exklusive Zutat in ihre Kreationen einfließen lassen. So brachte der Schokoladenhersteller Ritter Sport 2018 eine auf 100 000 Tafeln limitierte Edition von Vollmilchschokolade mit Hanfsamen auf den Markt, die den Namen »Schoko & Gras« trug und innerhalb kürzester Zeit ausverkauft war.

Die steigende Zahl von Nutzhanfprodukten soll jedoch nicht darüber hinwegtäuschen, dass Cannabisblüten für den Genusskonsum nach wie vor verboten sind. Wie lange genau diese Regelung noch Bestand haben wird, ist schwer abzusehen – dass es Änderungen geben wird, ist jedoch recht wahrscheinlich, denn in immer mehr Parteien entwickeln sich Forderungen nach einer Freigabe oder zumindest einer Entkriminalisierung des Eigengebrauchs.

Nachdem etwa Bündnis90/Die Grünen jahrelang die Legalisierung gefordert hatten, legten sie 2015 als erste Partei einen konkreten Gesetzesentwurf zur Freigabe von Cannabis vor. Dieser wurde zwar im Juni 2017 vom Deutschen Bundestag abgelehnt, doch der Stein ist ins Rollen gekommen: Neben der Partei Die Linke fordert inzwischen auch die FDP eine Legalisierung von Cannabis. Im Februar 2020 beschloss die SPD zudem ein Positionspapier, welches die Entkriminalisierung – also eine Einstellung der strafrechtlichen Verfolgung – des Besitzes von kleinen Mengen vorsieht und eine Abgabe von Cannabis an Konsumenten im Rahmen lokaler Modellprojekte ermöglichen will.

Im Vorfeld hatten immer mehr Städte, darunter Berlin, Düsseldorf oder Bremen Bestrebungen unternommen, Modellprojekte zu etablieren, bei denen Cannabis an registrierte Konsumenten abgegeben werden sollte. Hierdurch erhoffte man sich genauere Einblicke in die gesellschaftlichen Konsequenzen des erlaubten Cannabiskonsums. Bisher wurden jedoch sämtliche Anträge vom Bundesinstitut für Arzneimittel und Medizinprodukte abgelehnt.

Rückkehr in die Medizin ...

Der allmähliche Imagewandel und die zunehmende legale Verfügbarkeit der Pflanze haben dafür gesorgt, dass auch die medizinische Erforschung des Cannabis wieder an Fahrt gewinnt. Besonders die Krebsforschung arbeitet intensiv daran, die Wirkweisen der Pflanze zu verstehen und ihr mögliches Potenzial bei der Behandlung verschiedener Krebsarten zu erschließen.

Auch die Forschung zu Epilepsie hat in den letzten Jahren Fortschritte gemacht, sodass es inzwischen ein

Cannabismedikament gibt, welches für die Behandlung von schweren Epilepsieformen zugelassen ist. Die Schmerztherapie ist ebenfalls ein vielversprechendes Feld für den Einsatz der Pflanze und auch bei der Behandlung psychischer Störungen wie Depressionen oder posttraumatischen Belastungsstörungen kommt Cannabis mehr und mehr zum Einsatz. Ich werde auf diese verschiedenen Möglichkeiten der medizinischen Anwendung in Kapitel 3 noch genauer eingehen.

Die wachsende Zahl an Studien ist nötig, da viele Bereiche noch weitestgehend unerforscht sind. Bisher musste man sich vor allem auf die zahlreichen Erfahrungsberichte von Patienten stützen, die darauf hindeuteten, dass Cannabis die Symptome verschiedener Krankheiten lindern kann. Ohne die entsprechenden Studien, die die Wirksamkeit belegen und Aufschlüsse über die geeignetste Anwendungsform und -menge geben, wird es Cannabis allerdings schwer haben, in der Medizin akzeptiert zu werden. Die Wissenslücken lassen außerdem Raum für falsche Hoffnungen und überzogene Heilsversprechen, die für Patienten fatale Folgen haben können.

Neben verbesserten Forschungsmethoden haben auch die Anbaumethoden enorme Fortschritte gemacht: Während früher Cannabis vom Feld kam und daher in seiner Qualität und Wirkintensität von den Witterungsbedingungen abhängig war, ist es heute durch moderne Anbaukammern möglich, die Umweltbedingungen der Pflanze weitestgehend zu kontrollieren und für einen wesentlich einheitlicheren Wirkstoffgehalt zu sorgen. Für Patienten und Ärzte wird dadurch die Behandlung einfacher.

… und Einstieg ins Big Business

Während man sich in Europa mit der vollständigen Legalisierung von Cannabis noch schwertut, sind auf der anderen Seite des großen Teichs schon milliardenschwere, börsennotierte Unternehmen und zahlreiche neue Geschäftsideen in der Cannabisindustrie entstanden. In den Jahren 2013 und 2014 wurden in Kanada mehrere Cannabis-Anbauunternehmen gegründet, deren Unternehmenswert wenige Jahre später mit mehreren Millionen oder sogar Milliarden kanadischer Dollar bewertet wurde. Unternehmen wie Connopy Growth oder Aurora Cannabis sind zudem inzwischen weltweit aktiv und bringen sich auf dem wachsenden Markt in Stellung. So kaufte Connopy Growth zum Beispiel im Jahr 2018 für 145 Millionen Euro den deutschen Vaporisatorenhersteller Storz & Bickel auf. Und Schätzungen zufolge wird der legale Cannabismarkt im Jahr 2027 einen Umfang von 73,6 Milliarden US-Dollar haben.[6]

Doch bei einem so steilen Aufstieg sind auch Abstürze unvermeidbar: Das enorme Wachstumspotenzial sorgte dafür, dass die Börsenbewertungen der Unternehmen zwischenzeitlich weit über deren tatsächlichen Wert getrieben wurden und die Aktienkurse, die anfänglich in die Höhe schnellten, erhielten in den letzten zwei Jahren teilweise heftige Dämpfer. Die Unternehmen reagierten, indem sie sich aus bestimmten Märkten (vorerst) zurückzogen und zahlreiche Mitarbeiter entließen.

Aber nicht nur neue Unternehmen positionieren sich auf dem Markt. Es gibt auch immer mehr etablierte Firmen, die erwägen, ins Geschäft einzusteigen oder dies schon getan haben. So investierte beispielsweise der Tabak-Riese Philip Morris 20 Millionen Dollar in das israelische Unternehmen Syqe, einen Hersteller von Cannabis-Inhalationsgeräten, und auch der Corona Bierhersteller

Constellation investierte beachtliche Summen in Connopy Growth.

Auf dem noch jungen Markt wird es in den nächsten Jahren noch viel Bewegung geben. Neue Unternehmen werden entstehen, viele davon aber auch wieder untergehen. Bereits bei der aktuellen Entwicklung wurden immer wieder Parallelen zur Dotcom-Blase um die Jahrtausendwende gezogen. Wie schnell und weit sich die Industrie entwickeln kann, hängt letztendlich auch in hohem Maße von den gesetzlichen Regulierungen der jeweiligen Staaten ab, die derzeit noch stark bremsend wirken. Als zwingender Grund der Beibehaltung des Cannabisverbots wurde von zahlreichen Staaten die Bindung an das Einheitsabkommen über die Betäubungsmittel der Vereinten Nationen angeführt. Doch auch hier bewegt sich etwas: Im Februar 2019 hat die Expertenkommission für Suchtstoffe der Weltgesundheitsorganisation (WHO) in einem offiziellen Brief an den UN-Generalsekretär António Guterres eine Neuklassifizierung von Cannabis empfohlen. Die Pflanze solle aus der Liste der gefährlichsten Drogen der Anlage IV des Einheitsabkommens gestrichen und nur noch in Anlage I für verkehrsfähige Substanzen verbleiben. CBD-Präparate sollte man sogar gänzlich aus dem Einheitsabkommen entfernen, solange sie weniger als 0,2 Prozent THC enthalten. Anfang Dezember 2020 ist die UN der Empfehlung nachgekommen. Cannabis wurde aus der Anlage IV gestrichen. Damit ist für die Mitgliedsstaaten der Weg frei, den Umgang mit Cannabis auf nationaler Ebene neu zu regulieren. Die Änderungen zu CBD wurden hingegen nicht angenommen. Doch wie sieht die Pflanze, um die es so viele Debatten gibt, in die aber auch viele Hoffnungen gesetzt werden, nun eigentlich aus? Lassen Sie uns einen Abstecher in die Botanik machen, um besser zu verstehen, mit welchem Kraut wir es zu tun haben.

Kapitel 2: Die Pflanze

Botanische Klassifizierung

1753 entwickelte der schwedische Botaniker Carl von Linné ein bis heute genutztes System zur Klassifizierung von Pflanzen in lateinischer Sprache. Hanf erhielt darin die Bezeichnung Cannabis sativa L, wobei »sativa« bedeutet, dass es sich um eine Kultur- bzw. Nutzpflanze handelt und das »L« erkennen lässt, dass dies die Bezeichnung nach der Linné-Klassifizierung ist. Die Gattung Cannabis gehört zur Familie der Cannabaceae (Hanfartige), die der Ordnung der Rosaceae (Rosenartige Gewächse) untergeordnet ist. Der direkte Verwandte des Cannabis ist der Hopfen (Humulus lupulus L.), der sich als eine der Hauptzutaten von Bier seit Jahrhunderten größter Beliebtheit erfreut. Die Pflanzengattung Cannabis stammt ursprünglich aus Zentralasien und wurde von dort durch die Menschen weltweit verbreitet, wie wir im ersten Kapitel bereits gesehen haben.

Cannabis ist eine zweihäusige Pflanze. Das heißt, dass es männliche und weibliche Pflanzen gibt, wobei die männlichen meist kleiner und weniger verzweigt sind. Die weiblichen Pflanzen sind für den Menschen von größerer Bedeutung, da sie stärkere Fasern haben und Samen sowie die medizinisch und psychoaktiv wirkenden Stoffe bilden. Die männlichen Pflanzen bilden hingegen keine nennenswerten Mengen dieser Substanzen aus.

Cannabis ist eine einjährige Pflanze, die abstirbt nachdem sie den Zyklus von Reife, Bestäubung der weiblichen Pflanzen und Samenbildung beendet hat. Die Zweigeschlechtlichkeit stellt die Landwirtschaft bei der Fasererzeugung vor eine Herausforderung, da die männlichen Pflanzen früher absterben als die weiblichen: Mit dem Freisetzen der Pollen haben diese ihren Dienst getan und vertrocknen, während die weiblichen Pflanzen noch mit der Ausbildung der Samen beschäftigt sind. Früher wurden daher erst die männlichen und dann die weiblichen Exemplare geerntet – das ist maschinell jedoch kaum möglich. Daher fokussierte man sich auf die Züchtung von einhäusigen (monözischen) Zwitterpflanzen. Diese reifen gleichmäßig, bilden allerdings weniger Samen, wodurch der Ernteertrag entsprechend geringer ausfällt.

Ob die Bildung weniger Samen gewünscht oder unerwünscht ist, hängt vom Verwendungszweck ab: Für die Herstellung von Hanfsamenöl ist eine möglichst hohe Samenproduktion wünschenswert, bei der Herstellung von Medizinalcannabisblüten oder solchen, die für den Genusskonsum gedacht sind, wollen die Züchter wiederum möglichst gar keine Samen in den Blüten haben, da diese beim Rauchen bzw. Vaporisieren stören. Außerdem fällt bei samenhaltigen Blüten die Konzentration von Cannabinoiden wie THC und CBD, die für die psychoaktive bzw. medizinische Wirkung von Bedeutung sind, geringer aus. Durch das Ausbleiben der männlichen Pollen wird nämlich die Produktion des cannabinoidhaltigen Harzes zusätzlich angeregt, da die weiblichen Pflanzen hoffen, so doch noch ein paar Pollen ergattern zu können.

Die einzige Möglichkeit, die Samenbildung ganz zu verhindern, ist, die Bestäubung der weiblichen Blüten durch die Pollen der männlichen Pflanzen zu unterbinden. Da das Entfernen bzw. das Vernichten der männlichen Pflanzen auf größeren Flächen sehr aufwendig ist, machten sich Züchter an die Erzeugung sogenannter feminisierter Samen. Diese entwickeln sich ausschließlich zu weiblichen Cannabispflanzen, wohingegen die Chancen beim herkömmlichen Anbau 50 : 50 stehen. Damit wird nicht nur die Ausbildung der Samen verhindert, der potenzielle Ernteertrag lässt sich dadurch theoretisch verdoppeln. Feminisierte Cannabispflanzen sind strenggenommen Zwitterpflanzen. Die männlichen Gene sind hier allerdings rezessiv, werden von der Pflanze also nicht ausgebildet. Äußerlich weist die Pflanze daher nur weibliche Geschlechtsmerkmale auf, die männlichen Gene bleiben jedoch im Erbgut erhalten.

Ein, zwei oder drei? Wie viele Arten gibt es?

Cannabispflanzen sind in der Natur ideal an ihre Umgebung angepasst. Äquatornahe Sorten wachsen beispielsweise schnell und hoch, brauchen warme Nächte, viel Regen und einen nährstoffreichen Boden. Aufgrund ihrer tropischen Herkunft sind sie resistenter gegen Schädlinge. Pflanzen, die in eher kühlen und bergigen Regionen vorkommen, wachsen hingegen kleiner und gedrungener. Sie sind an den kargen Boden angepasst, brauchen weniger Nährstoffe und kommen besser mit Trockenheit zurecht.

Die Frage, wie viele Arten von Cannabis es gibt, wird von verschiedenen Botanikern unterschiedlich beantwortet. Einige unterteilen Cannabis in die Arten Cannabis sativa (Faser- bzw. Nutzhanf), Cannabis indica (indischer Hanf) und Cannabis ruderalis (Ruderalhanf). Andere sehen wiederum Cannabis sativa L als einzige Stammpflanze, die drei Unterformen (Varietäten) ausbildet: Cannabis sativa var. sativa, Cannabis sativa var. indica und Cannabis sativa var. ruderalis. Letztere Auffassung hat sich in der modernen Botanik etabliert und gehalten – auch ich werde im Folgenden die Bezeichnungen entsprechend verwenden.

Die drei Varietäten weisen unterschiedliche Merkmale auf, lassen sich aber ohne Schwierigkeiten untereinander kreuzen:

Sativa-Pflanzen wachsen hoch und können eine Größe von bis zu 4 Metern erreichen. Sie verfügen über einen dicken Stängel und ein wenig verzweigtes, lockeres Laubwerk – daher sind sie ideal für die Fasergewinnung.

Indica-Pflanzen sind im Vergleich dazu eher klein und werden nur ca. 1,2 Meter groß. Die Stängel sind faserärmer und stärker verzweigt, das Laubwerk ist dicht und buschig. Der indische Hanf wies ursprünglich eine höhere Konzentration des Inhaltsstoffes THC auf, der für die medizinische Verwendung wie auch für den Genusskonsum von Bedeutung ist und auf den ich im Folgenden noch genauer eingehen werde.

Ruderalis-Pflanzen sind mit einer Wuchshöhe von nur 60 bis 80 cm klein und haben einen dünnen, leicht faserigen Stängel. Sie sind kaum verzweigt und haben ein lockeres Laubwerk mit verhältnismäßig großen Blättern, die allerdings im Gegensatz zu den beiden anderen Variationen nur drei bis 5 Finger haben. Diese Variation wurde 1942 als eigene Art in Sibirien beschrieben. Aufgrund der rauen Lebensbedingungen sind die Pflanzen robust und unempfindlicher gegen Kälte. Die Pflanze beginnt rund acht Wochen nach der Aussaat zu blühen, unabhängig von der Dauer der Sonneneinstrahlung. Damit ist sie an den kurzen sibirischen Sommer angepasst und blüht schon im Juli, wenn die Tage noch über 18 Stunden lang sind.

Nutzhanf, Rauschhanf und Medizinalhanf

In Büchern oder Artikeln zu diesem Thema, gerade in den USA, findet man immer wieder die Unterscheidung zwischen Marihuana (Rauschhanf), Hemp (Nutzhanf) und medizinischem Cannabis. Dabei handelt es sich jedoch nicht um verschiedene Cannabisarten, sondern vielmehr um eine künstlich vom Menschen vorgenommene Unterscheidung. Grund dafür ist der Umstand, dass man »gutes« und nützliches Cannabis von der vermeintlich schlechten und gefährlichen Droge Cannabis abgrenzen wollte. Im deutschsprachigen Raum werden die Begriffe gleichwertig verwendet. Hanf ist lediglich die deutsche Bezeichnung für den lateinischen Begriff Cannabis. Die offizielle Bezeichnung der Behörden für medizinisches Cannabis lautet Medizinalhanfblüten.

Auch der THC-Wert, welcher rechtlich ausschlaggebend ist, ob eine Pflanze legal als Nutzhanf angebaut werden darf oder nicht, ist kein Kriterium für die Unterscheidung verschiedener Arten oder Sorten. Wie viele andere Merkmale der Pflanze auch, ist er vielmehr das Ergebnis eines langwierigen Züchtungs- und Selektionsprozesses.

Medizinisches Cannabis lässt sich ebenfalls nicht auf bestimmte Sorten beschränken. Hier sind die Anbauweise und die Reinheit des Endproduktes entscheidend. Wenn Cannabis, wie in Deutschland, als Betäubungsmittel klassifiziert ist, muss es hohen Anforderungen genügen, damit der Wirkstoffgehalt möglichst konstant bleibt und die

Gesundheit der Patienten nicht durch Verunreinigungen wie Schimmel oder Pestizide gefährdet wird.

Um diesen Vorgaben gerecht zu werden, baut man ihn, wie bereits erwähnt, meist in von der Umwelt abgeschirmten, speziell für diesen Zweck errichteten Anbauräumen an. In ihnen werden Licht, Wasser und Nährstoffzufuhr genau geregelt, und die Mitarbeiter dürfen die Kammern nur in Schutzkleidung betreten, damit die Pflanzen nicht verunreinigt werden.

Wachstum, Vorkommen und gezüchtete Sorten

Cannabispflanzen wachsen am besten in tropischem bis gemäßigtem Klima. Im Prinzip kann die Pflanze, wie wir gesehen haben, aber in fast jedem Klima gedeihen und ist recht anspruchslos. Die Wurzeln dringen schnell tief in den Boden ein, wodurch sie sich rasch Zugang zum Grundwasser sichern und die Pflanze dadurch trockene Phasen relativ gut überstehen kann.

Auch wenn der Anbau von Cannabis jahrzehntelang verboten war und in Ländern wie Deutschland immer noch streng reglementiert ist, haben sich passionierte Züchter nicht davon abhalten lassen, Cannabis im Verborgenen anzubauen und neue Sorten zu kreieren. Heute gibt es über 1000 Cannabissorten, und es kommen immer neue hinzu. Die heute angebauten Pflanzen haben nur noch wenig mit ihren oben genannten nicht-domestizierten Vorfahren gemeinsam, die unter Züchtern als »Landrassen« bezeichnet werden.

Um bestimmte Eigenschaften zu erhalten und andere zu eliminieren, wurden die Pflanzen jahrelang durch Selektion gezüchtet und miteinander gekreuzt. Durch das

Verbot ergaben sich jedoch bestimmte Besonderheiten, die mit einigen Nachteilen einhergingen. Zum einen waren die Züchter meist bemüht, einen möglichst hohen THC-Gehalt zu erzielen. »Potentes« Cannabis ist auf dem Schwarzmarkt begehrt, da man verhältnismäßig wenig davon benötigt, um den gewünschten Rausch zu erzeugen. Andere Inhaltsstoffe wie CBD oder weitere Cannabinoide wurden dabei vernachlässigt, obwohl diese aus medizinischer Sicht sehr vielversprechend sind.

Zum anderen gibt es weder ein allumfassendes Verzeichnis der existierenden Sorten noch eine einheitliche Bezeichnung derselben. Züchter wählen meist Namen wie OG Kush, die auf die Herkunft der Sorte hinweisen, die der Züchtung zu Grunde liegt, oder Namen wie Lemon Haze, die den Geschmack bzw. Geruch beschreiben sollen. In der Apotheke erhalten die Sorten von den Herstellern dann »seriösere« Namen, letztendlich handelt es sich aber um die gleichen Sorten, deren Samen man sich (in Deutschland nicht legal) im Internet bestellen kann.

Die wichtigsten Inhaltsstoffe

Um die Wirkung und die Anwendungsmöglichkeiten von Cannabis zu verstehen, muss man die einzelnen Inhaltsstoffe näher betrachten. Wie auch andere Pflanzen besteht Cannabis unter anderem aus Aminosäuren, Proteinen, Zucker, Vitaminen, Alkoholen, Fettsäuren und Flavonoiden, die für die Farbeigenschaften der Pflanzen verantwortlich sind. Insgesamt wurden in den verschiedenen Cannabissorten etwas 600 chemische Verbindungen gefunden. Für die Medizin besonders interessant sind die sogenannten Cannabinoide, von denen viele nur in der Cannabispflanze vorkommen, und die Aromastoffe, sogenannte

Terpene, deren genaue Wirkung und Wechselwirkung noch wenig erforscht sind.

Cannabinoide

Cannabinoide zählen zu der Gruppe der Terpenphenole. Bisher konnte die Existenz von über 100 Cannabinoiden nachgewiesen werden; in den meisten Pflanzen finden sich jedoch nur drei oder vier davon in größerer Konzentration. Die anderen sind entweder gar nicht oder nur in Spuren auffindbar. Das wohl bekannteste ist das Delta-9-Tetrahydrocannabinol, kurz THC, das bereits mehrfach genannt wurde. Daneben erhält Cannabidiol (CBD) immer mehr Aufmerksamkeit aufgrund seines medizinischen Potenzials.

THC

THC verursacht die psychoaktive Wirkung von Cannabis. Das ist auch der Grund, warum der Stoff im Betäubungsmittelgesetz (BtmG) gelistet und die Pflanze damit für den Freizeitgebrauch illegal ist. Der berauschende Effekt wird von Ärzten oft als unerwünschte Nebenwirkung betrachtet. Von einigen Patienten wird er ebenfalls als unangenehm empfunden, weil sie fürchten, die Kontrolle zu verlieren. Anderen bringt ein leichter Rausch wiederum Erleichterung, da er vom oft langen Leidensweg ablenkt. Freizeitkonsumenten wiederum nutzen Cannabis gerade wegen der berauschenden Wirkung und der positiven Gefühle, die sie damit verbinden.

Neben der berauschenden Wirkung lindert THC Übelkeit und Erbrechen, ist schlaffördernd, appetitanregend, krampflösend und wirkt antidepressiv, stimmungsaufhellend, entzündungshemmend und muskelentspannend. Außerdem kann es Fieber senken, die Bronchien erweitern sowie den Augeninnendruck senken.

In der Medizin ist THC in natürlicher oder synthetischer Form verfügbar. Reines THC ist auch unter dem Namen Dronabinol bekannt und als solches verschreibungsfähig. In der Apotheke sind Cannabissorten erhältlich, die bis zu 22 % THC enthalten. Freiverkäufliches Cannabis (in den USA oder Kanada) sowie Cannabis vom Schwarzmarkt weisen allerdings meist eine niedrigere THC-Konzentration auf.

In der Pflanze liegt eine Vorstufe des THC in Säureform vor, das THC-A (A steht für Acid, zu Deutsch Säure). Diese muss durch Hitze abgespalten werden, damit das THC seine volle Wirkung entfalten kann – dazu später mehr. Bei dauerhafter Anwendung bildet der Körper wie bei vielen anderen Stoffen eine Toleranz aus, sodass für die gleiche Wirkung eine immer höhere Dosis nötig wird. Diesem Effekt kann entgegengewirkt werden, indem Konsumpausen eingelegt oder die konsumierten Sorten variiert werden.

Die Wirkung von THC ist – wie bei anderen natürlichen Wirkstoffen auch – sowohl von der Dosis als auch vom Konsumenten, dessen Verfassung und den äußeren Umständen abhängig. So wird einigen Menschen von der Einnahme übel, auch wenn THC im Allgemeinen Übelkeit und Erbrechen lindert, und der Stoff kann sowohl angstlösende Eigenschaften haben als auch Ängste hervorrufen oder verstärken.

CBD

Cannabidiol, kurz CBD, ist im Gegensatz zu THC je nach Betrachtungsweise nicht bzw. kaum psychoaktiv, und es findet auch bei längerer Einnahme keine Toleranzentwicklung statt. Das kommt daher, dass CBD nicht wie THC an den körpereigenen Cannabinoid-Rezeptoren andockt, sondern deren Aktivität beeinflusst. Das mag jetzt noch etwas kryptisch klingen – in dem Kapitel zu Medizin werde ich aber die genaue Wirkungsweise im Körper erläutern.

CBD hat entzündungshemmende sowie angst- und krampflösende Eigenschaften. In ausreichend hoher Dosis wirkt es zudem dem psychoaktiven Effekt von THC entgegen. Es kann sedieren, den Augeninnendruck senken sowie antiepileptisch und antipsychotisch wirken.

CBD wurde lange vernachlässigt, da man sich sowohl in der Medizin als auch beim Freizeitkonsum völlig auf THC konzentrierte. Nach und nach gibt es jedoch immer mehr vielversprechende Forschungserkenntnisse zum medizinischen Potenzial dieses Cannabinoids.

CBG

Cannabigerol, kurz CBG, ist ein nicht-psychoaktives Cannabinoid und unterliegt in seiner Anwendung daher keinen Einschränkungen. Es gibt Forschungsergebnisse, die darauf hindeuten, dass CBG antidepressive, schmerzstillende und entzündungshemmende Eigenschaften hat. Außerdem regt es den Appetit an und kann angstlösend wirken. CBG schützt auch die Nervenzellen sowie -fasern und hat antibakterielle Eigenschaften.

CBN

Cannabinol, kurz CBN, lässt sich besonders in Cannabisblüten oder Produkten finden, die längere Zeit gelagert wurden, denn CBN entsteht durch die Verbindung von THC und Sauerstoff. Es wirkt schwach psychoaktiv, beruhigt und lindert Schmerzen. Außerdem kann es Brechreiz hemmen.

Terpene

Terpene, besser bekannt als ätherische Öle, sind Geruchs- und Aromastoffe, die durch bestimmte chemische Verbindungen entstehen. Sie sind für den Geruch und den Geschmack einer Pflanze verantwortlich: Je mehr die Pflanze davon enthält, desto intensiver riecht und schmeckt sie. Auch bei den unterschiedlichen Cannabissorten sind es Terpene, die für Geruch und Geschmack verantwortlich sind. Bisher wurden über 200 dieser ätherischen Öle in Cannabis nachgewiesen. Jede Sorte verfügt über eine einzigartige Zusammensetzung, welche nicht nur für den jeweiligen Geschmack der Sorte, sondern auch für deren Wirkungsweise mitverantwortlich ist.

Ätherische Öle können auf vielfältige Weise auf den menschlichen Körper wirken. So weiten beispielsweise Eukalyptus- oder Kiefernnadelöl die Bronchien und können das Abklingen einer Erkältung beschleunigen. Die Terpene in der Cannabispflanze haben die Fähigkeit, mit anderen Bestandteilen wie den Cannabinoiden zusammenzuwirken, indem sie im menschlichen Körper an den gleichen Stellen andocken und dadurch deren Aufnahmefähigkeit bzw. deren Wirkung beeinflussen können. So können Terpene auch Einfluss darauf haben, wie viel THC die Barriere zwischen Blut und Gehirn überschreitet und somit, wie stark der psychoaktive Effekt spürbar wird. Zudem können auch Synergien zwischen verschiedenen Terpenen entstehen, deren Wirkung sich dann verstärken bzw. sich gegenseitig aufheben kann.

Sie können außerdem die Produktionsrate von Botenstoffen wie Dopamin und Serotonin beeinflussen und verändern, wie sich diese im Körper bewegen. Abhängig von der Menge der Terpene sind die Auswirkungen manchmal nur marginal. Dennoch können sie in der Medizin von

Nutzen sein, weshalb eine ausführlichere Erforschung dieser Stoffgruppe angebracht ist.

Terpene, denen man immer wieder in unterschiedlichen Cannabissorten begegnet, sind unter anderem Limonen, Myrcen, Caryophyllen und Pinen.

Limonen ist am häufigsten in der Natur zu finden und kommt unter anderem in Zitrusfrüchten vor, wo es für den charakteristischen Geruch verantwortlich ist. Es ist aber auch in Pflanzen wie Wacholder, Dill oder Kümmel zu finden. In freier Natur schreckt es Insekten ab, weswegen es auch in Mückenschutzmitteln eingesetzt wird. Es hat darüber hinaus eine antibakterielle Wirkung, antidepressive und angstlösende Effekte auf die menschliche Psyche und erhöht das Konzentrationsvermögen sowie den Sexualtrieb.

Myrcen kommt recht häutig in Cannabis vor. Außerdem findet man es in Ingwer, Fenchel, Minze oder Weihrauch. Es wirkt entzündungshemmend und krampflösend. Der Konsum hat zudem eine beruhigende, einschläfernde Wirkung und kann bei der Entspannung helfen. Des Weiteren werden dem Terpen schmerzstillende sowie antidepressive Eigenschaften zugeschrieben.

Caryophyllen erzeugt einen pfeffrigen, scharfen Geruch und ist neben Cannabis in schwarzem Pfeffer, Zimt, Oregano und Rosmarin zu finden. Es hat schmerzstillende, entzündungshemmende sowie angstlösende und antidepressive Eigenschaften. Im Körper interagiert Caryophyllen mit den gleichen Rezeptoren, an denen auch die Cannabinoide andocken (den berühmten Endocannabinoid-Rezeptoren; ich gehe darauf in Kapitel 5 genauer ein). Daher wird es auch als Cannabinoid betrachtet und sein medizinisches Potenzial entsprechend bedeutsam eingeschätzt.

Pinen, auch Alpha-Pinen genannt, kann man in nennenswerten Mengen in Nadelbäumen, besonders in Kiefern, finden, wo es für den typischen Geruch verantwortlich ist. Auch in Salbei, Rosmarin und eben Cannabis kommt es vor. Pinen kann für Asthmapatienten hilfreich sein, da es die Bronchien erweitert. Zudem kann es die tendenziell negativen Auswirkungen von THC auf das Kurzzeitgedächtnis abmildern, und es wirkt so stark antibakteriell, dass es selbst Keime abtötet, die gegen herkömmliche Antibiotika resistent sind.

Flavonoide

Flavonoide sind Pflanzenfarbstoffe, die Insekten anziehen und die Pflanze vor UV-Strahlung sowie Krankheiten schützen. Die drei bekanntesten, in Cannabis zu findenden Flavonoiden heißen Apigenin (wirkt angstlösend und entzündungshemmend), Quercetin (hat eine antioxidative und antitumorale Wirkung) und Cannaflavin A (wirkt entzündungshemmend und ist nur in Cannabis zu finden).

Betrachtet man die vielfältigen heilkräftigen Inhaltsstoffe der Pflanze, so verwundert es nicht, dass sie seit dem Altertum in der Medizin verwendet wurde. Auch heute noch kann sie bei der Behandlung zahlreicher Krankheiten helfen – lassen Sie uns also im Folgenden betrachten, wie Cannabis seine Wirkung im Körper entfaltet und wie man es einsetzen kann.

Das Endocannabinoid-System

Der Grund, warum Cannabis bei so vielen verschiedenen Beschwerden eingesetzt werden kann und effektiv im Körper wirkt, ist nun, dass die Cannabinoide ähnlich wie eine bestimmte Form der körpereigenen Botenstoffe »kommunizieren«. Diese Stoffe werden Endocannabinoide (griechisch »endon« = innen; also im Körper gebildete Cannabinoide) genannt und beeinflussen eine Vielzahl von Prozessen. Gemeinsam mit den dazugehörigen Cannabinoid-Rezeptoren – den Stellen also, an denen die Cannabinoide andocken – bilden sie das sogenannte Endocannabinoid-System. Dieses wurde 1992 von Prof. Raphael Mechoulam und seinem Team entdeckt – ebenjenen israelischen Forschern, denen rund 30 Jahre vorher die Isolation der ersten Phytocannabinoide (griechisch *phyton* = pflanzlich) gelungen war.

Endocannabinoide werden nicht nur von Menschen gebildet, sondern sind in allen Wirbeltieren und zahlreichen weiteren, niederen Tierarten zu finden. Das Endocannabinoid-System existiert seit etwa 600 Millionen Jahren und ist damit älter als die Dinosaurier. Es wirkt grundlegend in fast jedem physiologischen System, welches von Wissenschaftlern untersucht wurde.

Das erste entdeckte körpereigene Cannabinoid wurde auf den Namen Anandamid (sanskrit *ananda* = Glückseligkeit) getauft. Es wird auch als körpereigenes THC bezeichnet, weil es eine ähnlich euphorisierende und stimmungsaufhellende Wirkung hat. Außerdem ist es für die Regulierung von Schlaf sowie Appetit zuständig und wirkt schmerzstillend.

Aktuell sind der Wissenschaft rund 200 Endocannabinoide bekannt. Diese sind unter anderem in den weißen Blutkörperchen und in immunbiologischen Zellen zu finden. Die beiden bedeutendsten Rezeptoren heißen

Cannabinoid-Rezeptor 1 (CB1) und Cannabinoid-Rezeptor 2 (CB2). Sie sind in der Leber, der Haut, dem Herzen und dem Verdauungstrakt, in den Keimdrüsen sowie im Gehirn (nur CB1) und im Abwehrsystem, in den Knochen und im peripheren Nervensystem (jeweils nur CB2) zu finden.

Cannabinoid-Rezeptoren lassen sich im Gehirn in höherer Konzentration finden als alle anderen Rezeptoren. Sie befinden sich jedoch nicht überall im Gehirn, sondern vornehmlich in Arealen, die mit der Koordination von Bewegung, Emotionen, Erinnerungen, Schmerzreduktion, dem Belohnungssystem und der Reproduktion zu tun haben. Mechoulam hält das Endocannabinoid-System daher für sehr bedeutend – auch deshalb, weil es mit vielen anderen Systemen zusammenarbeitet und kommuniziert. Er geht zudem davon aus, dass Endocannabinoide neuroprotektive Eigenschaften haben, das heißt die Gehirnzellen vor Schädigungen schützen. So konnte man bei Mäusen mit Schädel- oder Gehirnschäden feststellen, dass sich die Konzentration mindestens eines Endocannabinoids innerhalb von 30 Tagen um 1000 Prozent erhöhte.

Endocannabinoide sind für den Körper wichtige Botenstoffe, um die (übermäßige) Ausschüttung von zum Beispiel entzündungsfördernden Stoffen zu hemmen. Die Hauptfunktion des Endocannabinoid-Systems besteht nämlich in der Aufrechterhaltung oder Wiederherstellung des Gleichgewichts bestimmter Regelkreise des Körpers. Der Zustand, in dem sich bestimmte biologische Prozesse in idealer Balance befinden, wird auch als Homöostase bezeichnet. Gerät diese aus dem Gleichgewicht, so hat das Krankheiten, Entzündungen und andere Beschwerden zur Folge.

Je nachdem an welchen Stellen sich die Rezeptoren im Körper befinden, führt das Empfangen von Reizen zu verschiedenen Reaktionen. Das Endocannabinoid-System ist unter anderem für die Regulierung von Appetit, Blutdruck, Entzündungsprozessen, Schlaf, Schmerzempfinden, des Knochenwachstums und des Immunsystems zuständig. Auch Muttermilch enthält Endocannabinoide, die beim Säugling Hunger erzeugen, damit er die eigenständige Nahrungsaufnahme erlernt.

Im Normalfall ist das Endocannabinoid-Level im Körper gering, denn die Endocannabinoide werden vom Körper nach »Bedarf« und auch nur in den Arealen, in denen sie benötigt werden, produziert. Anders als Hormone gehen Endocannabinoide nicht in die Blutbahn über, sondern bleiben an der Stelle, wo sie hergestellt bzw. benötigt wurden. Bei bestimmten Erkrankungen kommt es also zu einer Erhöhung der Endocannabinoid-Konzentration sowie der dazugehörigen Rezeptoren. So versucht der Körper etwa bei Schmerzen durch die vermehrte Produktion von Anandamid das Schmerzempfinden im Gehirn zu beeinflussen.

Endocannabinoide und Phytocannabinoide – also die im Körper und die in den Pflanzen vorkommenden Cannabinoide – sind sich in ihrer molekularen Struktur sehr ähnlich. Daher können pflanzliche Cannabinoide problemlos an den Endocannabinoid-Rezeptoren andocken und somit zahlreiche Abläufe im Körper beeinflussen. Das gleiche Prinzip gilt auch für Opiate und körpereigene Glückshormone, die Endorphine. Im Gegensatz zu der Opiatzufuhr, bei der der Körper als Reaktion die Endorphinproduktion herunterfährt, wird bei der Gabe von Cannabinoiden die Produktion von Endocannabinoiden vom Körper weder eingestellt noch stark zurückgefahren. Deswegen sind keine körperliche Abhängigkeit und Entzugserscheinungen zu befürchten, die sonst beim Absetzen der Zufuhr von außen durch Mangel und damit verbundene Engpässe verursacht werden.

Durch die Einnahme von Cannabis wird auf verschiedene Weise auf das Endocannabinoid-System eingewirkt. Zum einen können dem Körper so direkt Cannabinoide zugefügt werden. Ein Mangel an Anandamid kann zum Beispiel durch die Gabe von THC ausgeglichen werden, da THC direkt an den Rezeptoren andockt.

Andere Cannabinoide wie CBD docken hingegen nicht an den Rezeptoren an. Sie stimulieren vielmehr die Aktivität des Endocannabinoid-Systems und die Produktion bestimmter Botenstoffe. Dadurch kann das System angeregt werden, seine natürliche Funktion besser auszuführen und bis zu einem gewissen Grad kann so eine normale Funktion wiederhergestellt werden. Vergleichen lässt sich dies mit Diabetes und der Produktion von Insulin in der Bauchspeicheldrüse: Wenn der Körper noch Insulin produziert, dies aber nicht ausreicht, kann durch eine Umstellung der Lebensweise oder bestimmte Medikamente die Produktion angeregt werden. Erst, wenn die Menge dann immer noch nicht reicht oder gar kein Insulin produziert wird, führt man den Stoff dem Körper zu.

Die Gabe von Cannabinoiden kann somit helfen, ein gestörtes Gleichgewicht bei bestimmten Körperprozessen wiederherzustellen. Dies gilt sowohl für körperliche Beschwerden als auch für die Psyche. Die Aufnahme von pflanzlichen Cannabinoiden ist jedoch nicht der einzige Weg das Endocannabinoid-System zu pflegen und zu stärken. Durch eine gesunde Ernährung, die Aufnahme von Probiotika sowie die Durchführung von Fastenzeiten kann die Bildung von Endocannabinoiden und ihren Rezeptoren gefördert werden. Auch Sport und Entspannungsübungen wie Meditation oder Yoga regen die Produktion an. Eine fett- und zuckerreiche Ernährung, zu viel Alkohol und Zigaretten sowie anhaltender Stress senken wiederum die Endocannabinoid-Konzentration und beeinträchtigen die Funktion der Rezeptoren.

Zusammenspiel der Wirkstoffe

Derzeit konzentrieren sich Medizin und Forschung auf die beiden Cannabinoide THC und CBD, doch wie im vorherigen Kapitel erklärt, besteht Cannabis noch aus einer Vielzahl weiterer Stoffe. Substanzen wie Terpene und weitere Cannabinoide können nicht nur eine eigene Wirkung entfalten, sondern auch die Wirkung von THC, CBD und anderen Stoffen beeinflussen. Dies wird als Entourage-Effekt bezeichnet.

Die Entourage, also das »Gefolge« bzw. die Begleitstoffe, haben Einfluss darauf, wie stark sich bestimmte Effekte ausbilden und wie die Wirkung empfunden wird. Wenn zum Beispiel Menschen durch die Einnahme von THC und/oder CBD müde werden und besser schlafen können, dann liegt das nicht vorrangig an den beiden Cannabinoiden, sondern an Terpenen wie Myrcen, welche schlaffördernde Eigenschaften besitzen.

Jede Cannabissorte verfügt über eine individuelle Zusammensetzung von Cannabinoiden, Terpenen und Flavonoiden. Daher kommt es, dass manche Sorten eher anregend und aktivierend wirken, während andere entspannen und beruhigen – auch wenn der Anteil von THC und CBD gleich ist.

Myrcen kann außerdem zum Beispiel die schmerzlindernde, entzündungshemmende und muskelentspannende Wirkung von THC bzw. CBD verstärken. Das Terpen Limonen kann unter anderem den angstlösenden und antidepressiven Effekt von CBD verstärken und sich positiv auf Stresswahrnehmung und Immunsystem auswirken. Pinen kann wiederum die bronchienerweiternde

Wirkung sowie die Entzündungshemmung von THC unterstützen.

Darüber, wie genau welche Stoffe zusammenspielen und sich in ihrer Wirkung verstärken oder gegenseitig aufheben, ist noch relativ wenig bekannt. Auch, weil noch lange nicht alle Cannabinoide in ihrer Einzelwirkung vollständig erforscht sind. Hinzu kommt, dass bestimmte Terpene, auch wenn theoretisch eine günstige Wirkung besteht, noch lange nicht in ausreichender Konzentration vorhanden sind, damit der Effekt spürbar wird.

Es hat sich mittlerweile herumgesprochen, dass Cannabis als Ganzes durch den Entourage-Effekt wirksamer ist als bestimmte Substanzen allein. Daher wird bei der Entwicklung neuer Medikamente verstärkt auf die Herstellung von Extrakten gesetzt, die ein möglichst breites Spektrum an Wirkstoffen aufweisen. Bis diese in ausreichender Qualität, Wirksamkeit und Vielfalt verfügbar sind, wird die Verwendung von Cannabisblüten mit ihrer natürlichen Zusammensetzung der Stoffe für viele Patienten jedoch unerlässlich bleiben.

Die Rechtslage bei medizinischem Cannabis

Seit dem internationalen Cannabisverbot war es für Menschen, die Cannabis medizinisch nutzen wollten, jahrzehntelang unmöglich, dieses legal zu bekommen. Die Gesetzeslage zwang viele Patienten auf den Schwarzmarkt bzw. dazu, sich heimlich selbst ein paar Pflanzen zu ziehen. Im Jahr 2007 wurde einer Patientin die erste Ausnahmegenehmigung zur Nutzung des medizinischen Cannabis erteilt. Es folgten viele weitere Anträge von Betroffenen, und bis zum Zeitpunkt der Gesetzesänderung im März 2017

Werden Schmerzen durch Entzündungen ausgelöst, kann Cannabis helfen, diese zu mildern. Bei anderen Erkrankungen ist es aber sehr wichtig zu beachten, dass Cannabis die Schmerzen zwar weniger spürbar macht, die Ursache jedoch nicht heilt. So besteht – wie bei allen Schmerzmitteln – die Gefahr, dass beispielsweise Gelenke, Muskeln oder Bandscheiben weiterhin belastet werden. Erkrankungen oder Verletzungen können so durch die fehlende Ruhe nicht abheilen und verschlimmern sich eventuell sogar.

Krebs

Krebs ist eine Sammelbezeichnung für eine Gruppe von Erkrankungen, für die ein krankhaftes Zellwachstum charakteristisch ist. Dieses kann auch in andere Gewebe eindringen und sich so im Organismus ausbreiten. Jährlich erkranken in Deutschland ca. 500 000 Menschen an Krebs; 220 000 sterben daran. Bis in die 1980er Jahre erlagen zwei Drittel der Patienten dem Krebs. Dass die Chancen heute besser stehen, liegt an den enormen Fortschritten in der modernen Krebsforschung: Durch neue Behandlungsmethoden und bessere Möglichkeiten der Früherkennung können deutlich mehr Menschen geheilt werden.

Deutlich über die Hälfte aller Krebserkrankungen werden auf einen ungesunden Lebensstil zurückgeführt. Rauchen, übermäßiger Alkoholkonsum, zu wenig Bewegung und Übergewicht gelten als die Hauptursachen. Prävention kann daher als das wichtigste Mittel gegen Krebs angesehen werden. Die Heilungschancen variieren stark zwischen den einzelnen Krebsarten. Neben der chirurgischen Entfernung des Tumors wird meist durch die Gabe verschiedener Chemotherapeutika, manchmal auch noch durch eine Strahlentherapie, versucht, die Krebszellen zu zerstören und eine weitere Ausbreitung zu verhindern. Mit der Krebstherapie geht meist eine Vielzahl heftiger Nebenwirkungen einher, die eine Genesung der Patienten erschweren.

An diesem Punkt kann die Behandlung mit Cannabis ansetzen: Es wird eingesetzt, um zum einen Symptome wie Schmerzen zu lindern und zum anderen, um die Nebenwirkungen der Chemotherapie wie Appetitlosigkeit, Übelkeit und Erbrechen abzumildern. Durch die Erkrankung bzw. deren Behandlung zum Beispiel mit Opiaten treten auch häufig Schlaflosigkeit, Angstzustände oder Depressionen auf. Diese Begleiterscheinungen belasten die Betroffenen zusätzlich und können die Regenerationskräfte des Körpers hemmen.

Oft kann Cannabis den Betroffenen ein Stück Lebensqualität zurückgeben, indem es die Stimmung aufhellt und den Schlaf fördert. Durch die Verminderung von Erbrechen und Übelkeit als direkten Folgen der Chemotherapie können die Betroffenen wieder Nahrung zu sich nehmen. Dadurch erhält der Körper dringend benötigte Energie und Nährstoffe, die die Selbstheilung fördern und die Patienten etwas zu Kräften kommen lassen.

Die Frage, ob Cannabis Krebs heilen kann, ist wesentlich heikler. Im Internet findet man zahlreiche Erfahrungsberichte von Patienten, die bezeugen, dass Cannabis ihre Krebserkrankung geheilt hätte. Einige Patienten gehen sogar so weit, den Gebrauch von Cannabis aktiv zu bewerben und teilweise als Ersatz für schulmedizinische Behandlungsmethoden zu propagieren. Der Kanadier Rick Simpson ist einer der bekanntesten von ihnen: Er machte das Rezept von hochdosiertem THC-Öl, mit dem er angeblich seinen eigenen Hauptkrebs heilen konnte, frei zugänglich und empfahl dessen Anwendung öffentlich. Laut Simpson sei das Öl effektiver als eine

Chemotherapie, die mit zahlreichen Nebenwirkungen verbunden ist.

Hier ist jedoch große Vorsicht geboten: Zahlreiche Mediziner kritisieren Simpson für seine Behauptungen, darunter auch der Arzt und Cannabisspezialist Dr. Franjo Grotenhermen, der unter anderem das Buch *Cannabis gegen Krebs* geschrieben hat. Simpson selbst ist nicht in der Lage, seine Behauptungen mit Daten zu untermauern. Und auch andere Mediziner zeichnen aus ihrer jahrelangen Praxis heraus ein anderes Bild: »Wenn Cannabis Krebs heilen könnte, gäbe es mehr Überlebende«, sagte eindrücklich etwa Dr. David Meiri, Associate Professor an der Fakultät für Biologie des Israelischen Instituts für Technologie und Mitglied des Technion Integrated Cancer Centers (TICC), bei einer Veranstaltung in Köln im Jahr 2017. Auch der US-amerikanische Onkologe Donald Abrams wies darauf hin, dass sogar einige seiner eigenen Patienten im Internet behaupten, Cannabis hätte sie geheilt – ohne dabei allerdings zu erwähnen, dass sie sich ebenfalls einer Operation und Chemotherapie unterzogen hatten.

Richtig ist, dass in Tierstudien und in Untersuchungen an isolierten Zellen im Labor gezeigt werden konnte, dass die Cannabinoide THC und CBD das Absterben von Krebszellen einleiten und deren Wachstum hemmen können. So konnte durch die Aktivierung der CB1- und/oder CB2-Rezeptoren auch die Bildung von Metastasen unterbunden werden.

Ein erster Hinweis darauf, dass Cannabis das Krebswachstum hemmt, konnte bereits 1975 im Experiment an Mäusen mit Lungenkrebs erbracht werden. CBD war dabei nicht wirksam, jedoch reduzierten die Cannabinoide Delta-9-THC, Delta-8-THC sowie CBN das Tumorwachstum. Ausgehend von einer initialen Studie aus dem Jahr 1996 wurden zahlreiche In-vitro- und Tierstudien durchgeführt, die untersuchten, welche Cannabinoide bei bestimmten Krebsarten wirksam sind und diese bekämpfen können. So konnte im Tierexperiment gezeigt werden, dass Cannabinoide wie THC und CBD die Neubildung von Blutgefäßen – welche für das Wachstum von Tumoren ausschlaggebend ist – hemmen können.[8] Auch konnten hohe THC-Dosen die Entstehung einiger Tumorarten bei Ratten vermindern.

Diese Ergebnisse geben der Krebsforschung Hoffnung, lassen sich jedoch nicht automatisch auf den Menschen übertragen: Was im Reagenzglas funktioniert, muss noch lange keine Wirkung im menschlichen Organismus haben. Es kommt hinzu, dass es Dutzende Krebsarten gibt. Herauszufinden, welche Cannabinoide oder welche Cannabissorte bei welcher Art der Zellveränderungen helfen können, wird noch Jahrzehnte in Anspruch nehmen. Dabei dürfen die Risiken nicht außer Acht gelassen werden. Es gibt bereits einige Untersuchungen, die vermuten lassen, dass der CB2-Rezeptor auch an tumorfördernden Effekten beteiligt ist und somit einen negativen Einfluss auf den Verlauf von Krebserkrankungen haben könnte.[9] Grund dafür sind die immunsuppressiven Eigenschaften bestimmter Cannabinoide. Damit Cannabinoide gegen Krebs eingesetzt werden können, müssen die tumorhemmenden Eigenschaften stärker sein, da sonst die Unterdrückung des Immunsystem das Tumorwachstum fördern kann.

Derzeit gibt es nicht genügend Studien über die Anwendung von Cannabis bzw. Cannabispräparaten bei Krebspatienten. In einer 2006 durchgeführten Studie wurde neun Patienten mit einem aggressiven und therapieresistenten Gehirntumor mithilfe eines Katheters THC direkt in den Tumor verabreicht. Geheilt konnte keiner der

Patienten werden, jedoch verlangsamte sich bei einigen Teilnehmern das Tumorwachstum.

Not und Hilflosigkeit lassen die Betroffenen und ihre Angehörigen oft nach jedem Strohhalm greifen. Cannabis hat das Potenzial, den Krankheitsverlauf und die Behandlung erträglicher zu machen – darin liegt momentan der größte Nutzen. Inwiefern Cannabinoide zur Heilung von Krebs beitragen können, muss hingegen erst noch genauer erforscht werden. Cannabis sollte daher immer als Behandlungsergänzung und nicht als -alternative betrachtet werden.

Psychische Erkrankungen

Die Medizin beschränkte sich lange Zeit auf das Verständnis, dass Cannabis der Auslöser für unterschiedliche psychische Erkrankungen sein kann. Wie im Abschnitt »Nebenwirkungen« noch genauer erläutert wird, kann Cannabiskonsum – speziell THC – starke Gefühle von Angst und Panik hervorrufen. Dass Cannabis auch bei der Behandlung dieser Beschwerden eingesetzt werden kann, ist dagegen eine relativ neue Erkenntnis. Hier kommt es darauf an, welche Cannabinoide zum Einsatz kommen. Eine entsprechende Behandlung sollte stets in Abstimmung mit einem Arzt erfolgen.

Die entspannenden und angstlösenden Eigenschaften der Pflanze können bei Schlafstörungen helfen oder bei erektiler Dysfunktion, die auf psychische Ursachen wie Ängste zurückzuführen ist. Cannabis wurde über Jahrhunderte in verschiedenen Kulturen als Aphrodisiakum eingesetzt, da es die Libido steigert und das Lustempfinden intensiviert (dazu mehr in Kapitel 5). Außerdem können die gefäßerweiternden Eigenschaften von THC die Durchblutung der Genitalien steigern.

Darüber hinaus gibt es einige medizinische Erfahrungsberichte von Menschen, die mit Hilfe von Cannabis ihre Abhängigkeit von Alkohol oder Opiaten überwinden konnten. Dabei gilt es, die Ursachen der Sucht durch eine Therapie sowie die Veränderung der Lebensumstände anzugehen. Cannabis kann jedoch helfen, körperliche Entzugserscheinungen wie Zittern, Unruhe oder Krämpfe zu lindern, was den Ausstieg erleichtert. Auch wenn eine (teilweise) Verlagerung der Sucht – besonders bei Selbstmedikation – nicht ausgeschlossen werden kann, so sind zumindest die Langzeitwirkungen des Cannabiskonsum weniger gefährlich für den menschlichen Körper als bei Alkohol oder zahlreichen Medikamenten.

Depressionen

Depressionen stehen häufig mit einer Fehlfunktion des Endocannabinoid-Systems in Verbindung, weswegen der Konsum von Cannabis Linderung verschaffen kann. Besonders von Patienten, die aufgrund schwerer chronischer Erkrankungen – zum Beispiel infolge von Krebserkrankung und damit verbundener Chemotherapie – unter Depressionen litten, gibt es zahlreiche Berichte, dass Cannabis nicht nur bestimmte Symptome linderte, sondern auch zu einer Aufheiterung der depressiven Stimmung verhalf. Für diesen Effekt reichten oft schon Dosen, die nur zu einer geringen psychoaktiven Wirkung führen. Eine Verbesserung der Stimmungslage kann zum Beispiel die Genesung von einer Chemotherapie begünstigen, da Psyche und körperliche Leiden oft miteinander verknüpft sind. Einige Berichte deuten auch darauf hin, dass Cannabis ebenfalls bei Depressionen Linderung verschaffen kann, die nicht mit anderen schweren Erkrankungen in Verbindung stehen.

Ängste

Im akuten Rauschzustand kann eine zu hohe THC-Dosis Ängste hervorrufen – in der richtigen Dosis und entsprechend angewendet, kann Cannabis aber auch Ängste lindern. Hier spielt besonders CBD eine Rolle. Es wirkt nicht nur Ängsten entgegen, die durch THC ausgelöst wurden, sondern mindert auch Panikattacken oder soziale Phobien, indem es die Aktivitäten spezifischer Gehirnregionen, die das Aufkommen von Ängsten unterbinden, beeinflusst. Es verstärkt zudem die Extinktion, quasi das Vergessen, angstauslösender Erinnerungen. Dies ist unter anderem der Grund, warum Cannabis in vielen Fällen erfolgreich bei Menschen mit posttraumatischer Belastungsstörung (PTBS), wie zum Beispiel Kriegsrückkehrern oder Missbrauchsopfern, eingesetzt wird.

Schizophrenie und Psychosen

In Zusammenhang mit der Diskussion über die Freigabe von medizinischem Cannabis und besonders die Legalisierung des Genusskonsums tauchen immer wieder Erkrankungen wie Schizophrenie und Psychosen auf. Das Feld ist noch nicht abschließend erforscht, es gibt jedoch Hinweise darauf, dass sich bei Menschen mit entsprechender Vorbelastung und/oder Jugendlichen das Risiko an Schizophrenie zu erkranken oder eine Psychose zu erleiden durch Cannabiskonsum erhöht. Dies gilt besonders für THC-reiche Cannabissorten. CBD wiederum kann in hohen Dosen antipsychotisch wirken, wie Tierversuche und Studien mit Menschen zeigen konnten.

Entgegen der allgemeinen Erwartung gibt es aber auch Fälle, in denen Cannabisblüten, die neben CBD auch THC enthielten, eine Verbesserung des Zustands der Betroffenen bewirkten. Dies kann der Fall sein, wenn neben der Schizophrenie eine Traumatisierung vorliegt oder wenn die Ursache der Psychose in einer »niedrigen endogenen Endocannabinoid-Gehirnfunktion« liegt, wie US-amerikanische Ärzte bei einer 2010 durchgeführten Untersuchung vermuteten.[10] Generell liegen noch zu wenige Erkenntnisse für abschließende Aussagen vor; daher sollte ein Therapieversuch nur durch einen fachkundigen Mediziner erfolgen.

Neurologische Erkrankungen

Neurologische Erkrankungen wie Multiple Sklerose, Parkinson oder Epilepsie gehen häufig mit Spastiken, Muskelkrämpfen und Schmerzen einher. Zudem weiß man bereits seit Längerem, dass bei spastischen Störungen eine starke Beeinträchtigung des Endocannabinoid-Systems vorliegt. Die Gabe von Cannabinoiden kann sich daher günstig auf den Krankheitsverlauf auswirken. Gleiches gilt für Schädigungen, die durch einen Unfall oder Schlaganfall verursacht wurden, sowie für Querschnittslähmungen oder hyperkinetische Bewegungsstörungen, bei denen die Betroffenen unter Tics oder Muskelzittern leiden.

Das Cannabinoidpräparat *Sativex* ist seit rund zehn Jahren für die Behandlung von Spastiken zugelassen. Seine Wirksamkeit wurde in mehreren Studien mit MS-Patienten untersucht und nachgewiesen. Es sorgt für eine Verringerung der Spastik und Muskelsteifheit, lindert gleichzeitig Schmerzen und kann die Bewegungskoordination verbessern.

Das Cannabinoid CBD wirkt neuroprotektiv und entzündungshemmend. Es kann daher das Absterben von Nervenzellen verzögern. Bei Erkrankungen wie Parkinson oder Alzheimer kann dies zu einer Verlangsamung des Krankheitsverlaufs führen. Und auch hier kann Cannabis gegen die Übelkeit helfen, die häufig als Nebenwirkung von Parkinson-Medikamenten auftritt.

Der Hauptvorteil der Gabe von Cannabis ist auch hier, dass es die Lebensqualität von Menschen mit Parkinson oder Alzheimer deutlich verbessern kann. Häufige Begleiterscheinungen wie Depression, Aggression, Schlaflosigkeit oder Appetitlosigkeit – die zu Mangel- oder Unterernährung führen kann – können durch Cannabinoide gelindert werden. Vorsicht ist jedoch geboten, da die muskelentspannende Wirkung bei älteren Menschen das Risiko von Stürzen vergrößern kann.

Epilepsie

Bei der Epilepsie ist die Leitung elektrischer Nervenimpulse im Gehirn gestört, sodass unkontrolliert sehr viele Nervenzellen gleichzeitig Impulse geben. Dadurch kommt es zu epileptischen Anfällen, bei denen die Betroffenen unter akuten Zuckungen, Krämpfen oder Bewusstseinsverlust leiden.

Aus einigen Ländern wie den USA hörte und las man in den letzten Jahren immer wieder spektakuläre Berichte von epilepsiekranken Kleinkindern, denen durch Cannabis – und nur durch Cannabis – geholfen werden konnte. Besonders bekannt ist der Fall der damals dreijährigen Charlotte Figi, die trotz der Einnahme von mehreren Medikamenten unter rund 300 Anfällen pro Woche litt. Als das Mädchen im Jahr 2013 das CBD-Öl der Stanley-Brüder, welche das Unternehmen Charlotte's Web gegründet hatten, bekam, gingen die Anfälle nach kurzer Zeit auf ein bis zwei pro Woche zurück. Das Mädchen konnte dadurch in ihrer geistigen und körperlichen Entwicklung große Fortschritte machen und wieder am Familienleben teilnehmen. Charlotte Figi wurde zum Symbol der US-amerikanischen Legalisierungsbewegung, die den flächendeckenden Zugang zu medizinischem Cannabis für Patienten fordert, denn bis heute ist selbst CBD nicht überall zugänglich. Das Mädchen starb im April 2020 im Alter von 13 Jahren. Ihre Familie vermutete einen Zusammenhang mit dem neuartigen Coronavirus. Auch wenn das Mädchen bei ihrem ersten Krankenhausaufenthalt negativ getestet wurde, wurde sie wenige Tage später wieder eingeliefert und mit Verdacht auf Covid-19 behandelt. Charlotte verstarb im Kreis ihrer Familie.

Inzwischen wurde die positive Wirkung von CBD bei Epilepsie in einigen Studien erforscht. Mit *Epidiolex* kam zudem das erste CBD-Fertigpräparat auf den Markt, in das große Hoffnung gesetzt wird.

Neuropsychiatrische Erkrankungen

In diese Gruppe fallen die Aufmerksamkeitsdefizit-Hyperaktivitätsstörung (ADHS), Aufmerksamkeitsdefizitstörung (ADS), Zwangsstörungen (obsessiv-kompulsive Störungen) und das wesentlich seltenere Tourette-Syndrom, bei dem es zu unkontrollierten Bewegungen und Lautäußerungen kommt.

Das Auftreten von Aktivitäts- und Aufmerksamkeitsstörungen (ADHS und ADS) wird vor allem mit Kindern in Verbindung gebracht. Rund fünf Prozent aller Kinder sollen betroffen sein. Die Symptome können aber durchaus auch im Erwachsenenalter fortbestehen. Konzentrationsschwierigkeiten und hohe Ablenkbarkeit treten dabei genauso auf wie impulsive Handlungen und aggressives Verhalten.

Auch wenn die Studienlage hier noch dünn ist, berichten in der Praxis viele Patienten von einer Verbesserung der Konzentrationsfähigkeit und des Schlafes. CBD kann zudem zu einer ausgeglicheneren Stimmung verhelfen und die Aggressivität kontrollierbar machen. Durch die Verbesserung der Symptome kommen die Betroffenen häufig auch besser mit ihrem sozialen Umfeld zurecht, was für eine weitere Erleichterung und Verbesserung der Lebensumstände sorgt. Zahlreiche Patienten behandeln sich, teils unbewusst, selbst und ohne ärztliche Betreuung mit Cannabis. Gerade mit Cannabis vom Schwarzmarkt ist dies jedoch nicht ohne Risiken: Nicht nur kann die unbekannte Qualität negative Auswirkungen auf die Gesundheit haben. Auch besteht stets das Risiko mit dem Gesetz in Konflikt zu kommen, was die ohnehin häufig bewegten Lebensläufe noch verkompliziert.

Daneben gibt es auch andere neuropsychiatrische Erkrankungen wie das Auftreten von Zwangsgedanken und Zwangshandlungen – etwa die Angst vor Bakterien oder Krankheiten und zwanghaftes Waschen, Zählen von Dingen oder die wiederholte Ausführung bestimmter Handlungen –, die die Betroffenen im Alltag stark belasten können. Sie nehmen nicht nur viel Zeit in Anspruch und setzen unter Stress, sondern hindern die Patienten häufig auch an der Teilhabe am sozialen Leben, da die Angst sich an öffentlichen Orten wie Schwimmbädern, der U-Bahn oder Kinos meist verschlimmert.

In ersten Studien konnte durch den Konsum von Cannabis ein Nachlassen der Zwangsgedanken und Zwangshandlung (in dem speziellen Fall das Ausreißen von Haaren) festgestellt werden.[11] Auch berichten Betroffene, dass es ihnen durch die Einnahme möglich ist, sich zu entspannen und ihren Alltag dadurch leichter zu bewältigen.

Entzündungen

Viele chronische Entzündungen sind auf eine Überaktivität des Immunsystems zurückzuführen. THC und CBD können die Intensität der Immunantwort mindern. So hemmt THC die Freisetzung bestimmter entzündungsfördernder Botenstoffe, die von bestimmten weißen Blutkörperchen gebildet werden. Die Wirkung der Cannabinoide auf das Immunsystem ist hingegen komplex und noch nicht vollständig erforscht. Es gibt allerdings zahlreiche Erfahrungsberichte aus Ländern wie Kanada oder Australien über die erfolgreiche Anwendung von Cannabis bei entzündlichen Gelenkerkrankungen wie Arthritis oder Rheuma.[12] Auch bei chronisch entzündlichen Magen-Darm-Erkrankungen, wie Morbus Crohn und Colitis ulcerosa, kann Cannabis Erleichterung verschaffen, wie Studien aus Kanada und Israel belegen.[13]

Allergien

Da Allergien ebenfalls durch eine Überreaktion des Immunsystems ausgelöst werden, kann der Einsatz von Cannabis auch hier in Erwägung gezogen werden. In Experimenten mit Mäusen konnten die Symptome von Kontaktallergien der Haut sowie die von allergischen Atemwegserkrankungen gemildert werden. Da Cannabis dafür bekannt ist verschiedene Symptome wie Entzündungen oder Juckreiz zu lindern, kann eine Cannabinoidtherapie Erfolge bringen. Studien mit Menschen wurden bisher allerdings nicht im ausreichenden Maße durchgeführt, um konkrete Aussagen machen zu können. Bisher liegen nur die Erfahrungsberichte von Betroffenen vor, die ihre Allergiereaktionen mit Cannabis mindern konnten.

Hautkrankheiten

Viele Hautkrankheiten werden durch Allergien oder Autoimmunreaktionen ausgelöst und gehen mit Entzündungen sowie Schmerzen einher. Cannabis kann in all diesen Bereichen Linderung verschaffen – die dermatologische Forschung weiß allerdings momentan nur wenig darüber, welche Cannabinoide konkret in welcher Konzentration bei verschiedenen Erkrankungen helfen können.

Es gibt erste Hinweise darauf, dass sich Cannabinoide wie THC, CBD, CBG und CBN günstig bei Schuppenflechte (Psoriasis) auswirken. Bei der Erkrankung kommt es an mehreren Hautstellen zu einer beschleunigten Hautzellenproduktion und somit zu einer Verhornung der Haut. Laut einer Studie aus dem Jahr 2007 können die genannten Cannabinoide das beschleunigte Zellwachstum hemmen. Außerdem kann die entzündungshemmende Wirkung auch hier eine Besserung der Symptome bewirken.

Neurodermitis-Patienten können ebenfalls von Cannabis profitieren. Bei Neurodermitis handelt es sich um eine entzündliche Hautkrankheit, die in Schüben auftritt und deren Juckreiz für die Betroffenen sehr belastend sein kann. Die genauen Ursachen sind bis heute unklar. Bekannt sind jedoch einige Faktoren, die bei der Entstehung eine Rolle zu spielen scheinen: eine gestörte Hautbarriere, ein überempfindliches Immunsystem und die Vererbbarkeit der Krankheit. Der Ausbruch der Schübe wird zudem durch äußere Faktoren wie bestimmte Nahrungsmittel, Chemikalien in Waschmitteln oder Kosmetika, einige Textilien oder psychische Faktoren wie Stress begünstigt.

Da Cannabinoide – wie wir gesehen haben – Entzündungsvorgänge hemmen, Schmerzen sowie Juckreiz lindern und Immunreaktionen drosseln können, werden sie zur Behandlung von Neurodermitis eingesetzt. CBD kann zudem die Produktion und die Aktivität des Endocannabinoids Anandamid und des dazugehörigen Rezeptors fördern, was die Fettsäureproduktion in den Talgdrüsen anregen und dadurch die Trockenheit der Haut reduzieren kann. Doch nicht nur die Einnahme von Cannabinoiden, auch der regelmäßige Konsum von Hanfsamenöl kann die Symptome verringern. Durch den hohen Anteil an der mehrfach ungesättigten Fettsäure Gamma-Linolensäure können die Trockenheit der Haut und der Juckreiz gemindert werden.

Auch bei Akne kann eine Behandlung mit Cannabinoiden hilfreich sein, da die Ursache von Akne eine Überaktivität der talgproduzierenden Zellen ist. Durch verstopfte oder verengte Poren kann der Talg nicht abfließen, sodass es zu Entzündungen kommen kann. CBD kann die Talgproduktion mindern und zudem den Entzündungsprozessen entgegenwirken, sodass sich das Hautbild verbessert.

Übelkeit, Erbrechen und Magen-Darm-Erkrankungen

Bereits in den 1970er Jahren begannen Ärzte damit, die Übelkeit mindernde Wirkung von Cannabis bei Patienten, die sich einer Chemotherapie unterzogen, zu untersuchen. In den zahlreichen Studien wurden meist Präparate mit reinem THC (Dronabinol) verwendet. Die Beschwerden konnten dabei bei dem Großteil der Teilnehmer deutlich gemindert werden.

Die Gabe von antiretroviralen Medikamenten im Zuge der Behandlung von HIV-Infektionen löst ebenfalls häufig Übelkeit und Erbrechen bei den Betroffenen aus. Auch hier konnte in Studien diesen Nebenwirkungen mit der Einnahme von Cannabis entgegengewirkt werden. Gleiches gilt für Patienten, die sich einer Hepatitis-C-Behandlung unterzogen.

Auch bei anderen Formen der Übelkeit, wie sie nach einer Narkose oder während der Schwangerschaft auftreten können, gibt es Hinweise auf eine Verbesserung der Symptome. Dabei scheint neben THC auch CBD ein wirksames Cannabinoid zu sein. Im Fall von Schwangerschaftsübelkeit muss jedoch erwähnt werden, dass die Auswirkungen von Cannabinoiden auf die Entwicklung des ungeborenen Kindes nicht ausreichend erforscht sind, sodass negative Konsequenzen nicht ausgeschlossen werden können.

Neben der Steigerung von Appetit und der Verringerung von Übelkeit kann sich Cannabis auch positiv auf einige Magen-Darm-Erkrankungen auswirken, da es die Bewegungen in Magen und Darm sowie die Produktion von Magensäure und anderen Darmsekreten verringern kann. Wissenschaftliche Belege und Erfahrungsberichte über die erfolgreiche Anwendung gibt es bei Reizdarm, Sodbrennen (Refluxkrankheit), Durchfall, chronisch-entzündlichen Darmerkrankungen wie Morbus Crohn sowie bei Magengeschwüren. Studien wurden meist mit der Gabe von reinem THC durchgeführt, aber auch andere Cannabinoide können durchaus eine hilfreiche Wirkung haben.

Weitere Erkrankungen

Es gibt noch eine Reihe weiterer Erkrankungen, bei denen es Belege oder zumindest Indizien dafür gibt, dass Cannabis bei der Behandlung der Symptome hilfreich sein kann. Dazu zählen Atemwegserkrankungen wie Asthma, Autismus, Glaukom, Schlafapnoe, Vorbeugung von Diabetes, chronischer Schluckauf oder Tinnitus. Hier handelt es sich jedoch meist um Einzelfallberichte oder um Studien, die die genauen Zusammenhänge nicht abschließend untersucht haben.

Durch die international zunehmende Liberalisierung der Verfügbarkeit und die wachsende Akzeptanz von Cannabis als Medizin hat die Forschung an Fahrt aufgenommen, und es steht zu hoffen, dass neue Erkenntnisse wiederum weiter dazu beitragen, die Akzeptanz sowohl unter Ärzten als auch bei Patienten zu erhöhen.

Anwendungsformen

Cannabis kann dem Körper auf verschiedenen Wegen zugeführt werden. Welcher Weg der beste ist, hängt unter anderem von den jeweiligen Beschwerden und der gewünschten Art der Wirkung ab. Häufig herrscht bei Patienten große Unsicherheit, was die Einnahme betrifft. Besondern dann, wenn sie die Blüten aus der Apotheke erhalten haben und sich nun überlegen müssen, was sie damit machen.

Immer gilt, dass die genaue Dosis mit dem Arzt abgesprochen werden sollte. Ärzte verfahren mit ihren Patienten meist so, dass diese mit einer sehr geringen Dosis beginnen und sie von Tag zu Tag oder alle paar Tage steigern, bis die angestrebte Wirkung einsetzt. Dieser Prozess nimmt einige Zeit in Anspruch, ist aber unerlässlich, damit der Patient Erfahrung mit der Substanz sammelt und lernt, wie sein Körper darauf reagiert.

Inhalation

Das Inhalieren von Cannabisrauch bzw. -dampf ist die häufigste Anwendungsform und besonders beim Freizeitkonsum weitverbreitet. Hierbei werden die zerkleinerten

Blüten in einer Zigarette (Joint) oder einer Pfeife verbrannt oder in einem Inhalationsgerät erhitzt. Der Vorteil dieser Anwendungsform ist, dass die Wirkung schnell eintritt. Dadurch kann die mit einem Mal aufgenommene Menge wesentlich besser vom Konsumenten reguliert werden als beispielsweise bei der Aufnahme über den Magen. Die Wirkung erreicht nach 20 bis 30 Minuten ihr Intensitätsmaximum, ist aber bereits wenige Sekunden nach der Inhalation zu spüren. Danach lässt die Wirkung allmählich nach und ist nach 2 bis 3 Stunden wieder verflogen.

Im Schnitt werden beim Inhalieren 15 bis 25 Prozent des im Cannabis enthaltenen THC vom Körper absorbiert und gehen in die Blutbahn über. Der Rest geht durch die Verbrennung und durch Seitenströme, die beim Rauchen entstehen, verloren. Durch bestimmte Rauchtechniken, wie zum Beispiel das Verwenden einer Pfeife mit reinem Blütenmaterial, kann die Quote auf bis zu 50 Prozent gesteigert werden.

Manche Konsumenten versuchen, den Rauch bewusst besonders lange in der Lunge zu halten, in der Hoffnung, so die Cannabinoidausbeute zu erhöhen. Diese Maßnahme ist jedoch nicht zu empfehlen, da die Aufnahme nicht wesentlich erhöht wird, sich aber mehr Schadstoffe in der Lunge ablagern können.

Auch wenn das Rauchen – oft auch durch mangelnde Alternativen – als Anwendungsform weitverbreitet ist, wird es gerade bei der medizinischen Anwendung häufig kritisiert und von Ärzten nicht empfohlen. Durch die Verbrennungsstoffe kommt es zu einer Reizung der Schleimhäute und der Lunge, und gerade bei häufiger Anwendung über einen längeren Zeitraum kann es zu Schädigungen kommen. Das Mischen von Cannabis und Tabak verstärkt dies ungemein, weswegen darauf verzichtet werden sollte, da hier die Schadstoffaufnahme besonders hoch ist. Die

Verwendung eines Zigarettenfilters ändert daran wenig, da neben ein paar unerwünschten Stoffen vor allem die nützlichen Cannabinoide im Filter hängen bleiben.

Die Verwendung von speziellen Pfeifen, in denen das Cannabis pur geraucht wird, ist eine bessere Alternative. Zum einen fallen hier Schadstoffe aus anderen verbrannten Materialien wie Zigarettenpapier weg. Zum anderen kann der Schadstoffgehalt weiter reduziert werden, weil in speziellen Metallpfeifen die Toxine an den Seitenwänden kondensieren und nicht in die Lunge gelangen. Die Pfeife nach dem Gebrauch gründlich zum Beispiel mit Azeton zu reinigen ist dafür unerlässlich.

Die beste Möglichkeit für die Aufnahme über die Lunge sind jedoch Inhalationsgeräte, sogenannte Vaporisatoren (Vaporizer). Hier wird das Pflanzenmaterial nicht verbrannt, sondern die Wirkstoffe wie Cannabinoide und Terpene durch Hitze verdampft. Dies geschieht in der zuvor befüllten Verdampfungskammer bei einer Temperatur zwischen 180 und 210 Grad Celsius. Da eine Verbrennung erst über 230 Grad stattfindet, entstehen die meisten Schadstoffe gar nicht erst.

Es ist daher wichtig, auf die Einhaltung der entsprechenden Temperatur zu achten, die sich bei hochwertigeren Vaporizern meist steuern lässt. Eine möglichst feine Zerkleinerung des Blütenmaterials und eine lockere Befüllung sorgen zudem dafür, dass die Luft gut zirkulieren kann und das Cannabis damit optimal verdampft wird. Bisher gibt es einen Vaporizer – den *Volcano Medic* der Firma Storz & Bickel –, der als Medizingerät zugelassen ist und vom Arzt zum Gebrauch von medizinischem Cannabis verschrieben werden kann. Eine Vielzahl anderer Geräte sind frei im Handel erhältlich.

Oral

Anders als beim Inhalieren tritt bei der oralen Aufnahme, also der Aufnahme über den Magen, die Wirkung erst nach 30 bis 90 Minuten, manchmal sogar erst nach 120 Minuten ein. Die maximale Wirkung ist erst nach 2 bis 4 Stunden erreicht. Danach klingt die Wirkung allmählich ab und ist nach 4 bis 6 Stunden vorbei, kann bei hohen Dosen jedoch auch wesentlich länger anhalten. Dabei ist zu beachten, dass auch wenn der psychoaktive Effekt bereits verflogen ist, andere Wirkungen noch deutlich länger anhalten. Einigen Patienten reicht es daher, einmal täglich ihre Dosis Cannabis zu sich zu nehmen. Um etwaigen Nebenwirkungen aus dem Weg zu gehen, wird hier meist die Einnahme vor dem Schlafengehen gewählt.

Auch wenn im Magen ein Teil der Cannabinoide durch die Magensäure zerstört wird, geht der wesentlich größere Teil in die Blutbahn über. Dieser steht dem Körper allerdings nicht vollumfänglich zu Verfügung, denn bevor das Blut sich im Körper verteilt und zu den Organen gelangt, passiert es die Leber. Die enthaltenen Stoffe werden in der Leber verstoffwechselt und Fremdstoffe – wie Cannabinoide – zu großen Teilen abgebaut und/oder zur Ausscheidung weitergeleitet. Diesen Prozess bezeichnet man auch als First-Pass-Effekt.

Die Bioverfügbarkeit, also der Anteil eines Stoffes, der auch tatsächlich vom Körper genutzt werden kann, liegt bei Cannabinoiden wie THC nur bei 5 bis 10 Prozent. Die Aufnahmemenge über den Magen kann zudem von Patient zu Patient stark schwanken. Das führt dazu, dass einige Menschen überhaupt keinen Wirkstoff über den Magen aufnehmen können, bei anderen können es wiederum sogar 25 oder 30 Prozent sein.

Um einer zu schwachen Wirkung entgegenzuwirken, ist eine individuelle Anpassung der Wirkstoffmenge nötig, um festzulegen, wie viel in welcher Zeit aufgenommen werden soll, damit der gewünschte Effekt erreicht wird. Günstig wirkt sich dabei aus, dass THC in der Leber zunächst in 11-Hydroxy-THC verstoffwechselt wird, das dann in die Blutbahn gelangt und ähnliche Effekte wie THC hat. Der Wirkungsgrad ist daher im Vergleich zur Inhalation etwa gleich stark.

Das verzögerte Einsetzen der Wirkung erfordert von unerfahrenen Anwendern ein langsames Herantasten und geduldiges Warten. Vorzeitiges »Nachlegen« kann zu einer Überdosis und den damit verbundenen unangenehmen Nebenwirkungen führen. Was dagegen helfen kann, wird im weiteren Verlauf dieses Kapitels erklärt.

Verarbeitung zur oralen Einnahme

Öle oder Extrakte können direkt eingenommen werden, bei Cannabisblüten ist jedoch im Vorfeld eine Verarbeitung bzw. Zubereitung nötig. Der Großteil der Cannabinoide liegt in der Pflanze in Form einer Carboxylsäure vor, die weitgehend unwirksam ist. Cannabis roh zu essen verfehlt also den Zweck. Denn erst, wenn die Säure abgespalten wurde – der Vorgang heißt Decarboxylierung –, können die Cannabinoide im Körper ihre Wirkung entfalten. Häufig wird auch davon gesprochen, das Cannabis zu aktivieren. Für diesen Prozess ist Hitze nötig. Beim Inhalieren passiert das automatisch durch die Verbrennung oder das Verdampfen. Bei der oralen Aufnahme ist dazu ein Zwischenschritt nötig.

Cannabinoide sind in Alkohol, Fett oder Glycerin, jedoch nicht in Wasser löslich. Bei der Zubereitung eines Tees, bei dem das Blütenmaterial einfach mit heißem Wasser übergossen wird, geht daher nur ein geringer Teil der Cannabinoide ins Wasser über. Mit der Zugabe von zum Beispiel Kokosfett, Milch oder Sahne kann die Ausbeute erhöht werden. Tee ist eine gute Variante für den Einstieg, da die Wirkung geringer ausfällt als bei anderen oralen Einnahmeformen.

Die Verarbeitung in Lebensmitteln ist ein effektiverer Weg der oralen Einnahme. Die meisten Menschen haben schon mal etwas von Backwaren wie Space-Cookies oder Haschmuffins gehört. Tatsächlich sind der Kreativität in der Küche jedoch keine Grenzen gesetzt, wenn man das Grundverfahren verstanden hat.

Aber egal, ob man eine einfache Butterstulle macht oder ein aufwendiges 3-Gänge-Menü: Am Anfang steht immer die Decarboxylierung zur Aktivierung des Cannabis. Eine einfache Methode besteht darin, die gewünschte Menge Cannabisblüten fein zu zerkleinern und auf ein Stück Alufolie zu legen. Die Folie wird um das Blütenmaterial gefaltet, sodass eine Art Briefchen entsteht, aus dem nichts herausfallen kann. Den Ofen auf 145 Grad vorheizen und dann das Päckchen für rund 10 Minuten bei Umluft im Ofen lassen. Danach herausnehmen, etwas abkühlen lassen und das Cannabis aus der Folie entfernen. Das aktivierte Cannabis kann nun einfach dem Essen – am besten einer fetthaltigen Speise – beigemischt werden.

Wem das trockene Pflanzenmaterial suspekt ist, der kann es aber auch ohne viel Aufwand weiterverarbeiten. Hierzu bietet sich eine andere Variante des Aktivierens an, bei der das zerkleinerte Pflanzenmaterial in ein Weck- oder Schraubglas gegeben wird. Das Glas wird bei 100 bis 120 Grad für 20–30 Minuten in den Ofen gegeben. Bei einem Weckglas sollte daher der Gummi entfernt und das Glas eventuell mit Alufolie abgedichtet werden. Bei dieser Variante wird das Cannabis nicht vollständig aktiviert, es bleiben aber mehr sekundäre Pflanzenstoffe wie Terpene erhalten. Die vollständige Aktivierung findet dann bei der weiteren Verarbeitung statt, etwa wenn man daraus Butter oder Honig zubereitet.

Für die Herstellung von Cannabisbutter schmilzt man anschließend das aktivierte Cannabis zusammen mit einem Stück Butter im Wasserbad, lässt alles bei geringer Hitze rund 2 Stunden ziehen und rührt gelegentlich um. Nachdem die Butter etwas abgekühlt ist, gießt man sie durch ein feines Sieb oder passiert sie durch ein Küchentuch. Die Cannabisbutter lässt sich noch flüssig gut in Eiswürfelförmchen portionieren und als Vorrat einfrieren.

Das Verfahren funktioniert auch mit anderen Fetten wie etwa Olivenöl oder Kokosfett. In das Olivenöl kann man dann zum Beispiel Brot tunken oder damit Salate oder Gemüse verfeinern.

Für die Herstellung eines Cannabishonigs nimmt man cannabishaltiges Kokosfett und vermischt dies mit flüssigem Honig. Durch das Rühren mit einem Handmixer oder Rührstab verbindet sich der Honig mit dem Öl. Er kann anschließend im Tee getrunken werden. Man kann ihn auch in Joghurt einrühren oder als Brotaufstrich essen.

Mit Cannabisbutter, -öl, -kokosfett oder -honig lassen sich zahlreiche Gerichte herstellen. Wenn man erst mal die Grundlagen kennt, sind der Fantasie nur durch die eigenen Kochkünste Grenzen gesetzt. Auf YouTube geben einige Kanäle weitere hilfreiche Anleitungen, wie man mit Cannabis kochen kann.

Um Zeit zu sparen, lohnt es sich, einen Vorrat der jeweiligen Ausgangssubstanz herzustellen, die dann schnell und einfach dem jeweiligen Rezept beigefügt werden kann. Dabei sollte man immer im Auge behalten, wie viel Cannabis im Endprodukt enthalten sein wird und wie viel man davon in einer Portion aufnimmt, damit es zu keiner Überdosis kommt.

Ein Rechenbeispiel:
Stellt man Cannabisbutter mit einem 250 Gramm-Stück Butter und 4 Gramm Cannabis her und verwendet diese dann zur Herstellung von Keksen so enthält der Keksteig den Wirkstoffgehalt von 4 Gramm Cannabis. Wurde die Butter im Teig gut verteilt, sollte jeder Keks später etwa den gleich Wirkstoffgehalt haben. 20 gleich große Kekse haben dann einen Wirkstoffgehalt von je 0,2 Gramm Cannabis. Wem das noch zu viel sein sollte, der kann entweder weniger Cannabis in die Butter geben oder einen Teil der zum Backen verwendeten Butter durch normale Butter oder Margarine ersetzen.

Wenn man mit Cannabis backen möchte, ist es theoretisch auch möglich, den Schritt der Aktivierung auszulassen, da das Cannabis im Backofen ebenfalls Hitze ausgesetzt ist. Im Teig ist jedoch die Temperatur nicht überall gleich, sondern schwankt während des Backprozesses. Daher kann es passieren, dass das Cannabis nicht komplett aktiviert wird bzw. die Konzentration von aktiviertem Cannabis im Backwerk und damit auch die spätere Wirkung schwankt. Um dies zu vermeiden, ist es besser, das Cannabis im Vorfeld zu aktivieren.

Grundsätzlich ist es auch möglich, Cannabisextrakte – auch bezeichnet als Cannabisöl, Haschisch- oder Hanföl (nicht zu verwechseln mit dem Öl aus den Hanfsamen!) – selbst herzustellen. Eine Anleitung dazu gibt der Arzt und

Cannabisexperte Dr. Franjo Grotenhermen in seinem Buch *Hanf als Medizin*. Die Herstellung von Extrakten erfordert einiges Geschick und Equipment. Durch die Extraktion sind höhere Konzentrationen von THC und anderen Cannabinoiden möglich. Grotenhermen weist jedoch darauf hin, dass Cannabisextrakte nicht besser oder geeigneter seien als andere Formen der Anwendung. Letztendlich sei allein die Dosis entscheidend. Manchmal wird Cannabisöl als besonders wirksam gegen Erkrankungen wie Krebs angepriesen. Dafür gibt es jedoch keinen medizinisch haltbaren Grund.

Über die Haut

Derzeit sind keine medizinischen Fertigpräparate für die äußere Anwendung mit Cannabis verfügbar. Apotheken können jedoch auf Rezept Salben anfertigen, die entsprechende Wirkstoffe enthalten. Bei der Anwendung über die Haut unterscheidet man zwischen den Aufnahmeformen topisch und transdermal.

Bei der topischen Anwendung wird die Substanz direkt auf die betroffene Stelle aufgetragen und entfaltet eine lokale Wirkung. Diese geht nicht weit über den Anwendungsbereich hinaus, da sich die Wirkstoffe nicht im Körper ausbreiten.

Bei der transdermalen Aufnahme gelangt der Wirkstoff über die Haut in den Blutkreislauf und verbreitet sich so im gesamten Körper. Diese Wirkweise kennt man zum Beispiel von Nikotinpflastern. Der Vorteil ist, dass – wie beim Inhalieren – der Weg über den Magen und die Leber umgangen wird, wodurch der First-Pass-Effekt ausbleibt. Das Einsetzen der Wirkung ist jedoch meist stark verzögert. Abgesehen davon befinden sich derartige Pflaster für Cannabinoide noch in der Entwicklung, könnten aber später einmal dazu dienen, ein gewisses Basislevel von Cannabinoiden im Körper zu schaffen, welches nach Bedarf mit anderen Darreichungsformen ergänzt wird.

Auch bei der Einnahme über die Schleimhäute – zum Beispiel im Mund und Rachenraum – bleiben die Wirkstoffe im unmittelbaren Umfeld und gelangen nicht in die Blutbahn. So wirkt auch das Fertigarzneimittel *Sativex*, welches als Mundspray verabreicht wird, anders als von vielen angenommen, ebenfalls in erster Linie über den Magen. Laut der Fachinformation des Medikaments wird eine maximale Konzentration des Wirkstoffs im Blut nach 45 bis 120 Minuten erreicht. Dies entspricht dem Zeitraum der oralen Einnahme, wodurch davon auszugehen ist, dass *Sativex* in erster Linie im Magen vom Körper aufgenommen und entsprechend über die Leber verstoffwechselt wird. Eine Studie aus dem Jahr 2011 konnte zudem – bei gleicher Wirkstoffkonzentration – keinen nennenswerten Unterschied vom Verlauf der Konzentration im Organismus zwischen *Sativex* und oral aufgenommenem THC feststellen.[14]

Vaginal/rektal

Auch bei der vaginalen und rektalen Anwendung findet die Aufnahme über die jeweiligen Schleimhäute statt. Die Wirkstoffe werden hier in Form von Zäpfchen oder Gels verabreicht. Zur lokalen Schmerzlinderung sind diese bereits in den USA erhältlich. Die Schauspielerin Whoopie Goldberg etwa machte vor einigen Jahren damit Schlagzeilen, dass sie eine Produktlinie auf den Markt brachte, die Frauen bei Regelbeschwerden helfen soll. Auch bei vaginaler Trockenheit finden cannabishaltige Gels inzwischen Anwendung, um beispielsweise Frauen in den Wechseljahren Erleichterung zu verschaffen.

In Deutschland sind derartige Präparate derzeit nicht erhältlich. Theoretisch ist es jedoch möglich, diese selbst herzustellen. Dazu benötigt man einen Trägerstoff wie Kakaobutter oder Jojobaöl, in dem man die Blüten auskocht (siehe oben) und das Ganze in Zäpfchenkapseln füllt. Auch eine Herstellung mit CBD ist möglich. Der Prozess erfordert, genau wie die Herstellung von cannabishaltigen Lebensmitteln, etwas Übung. Sollte der Arzt bei der Dosisfindung nicht weiterhelfen können, ist auch hier Vorsicht und langsames Herantasten ratsam. Eine Wirkung tritt hier nur lokal auf, da die Wirkstoffe nicht in den Blutkreislauf gelangen.

Damit Cannabinoide wie THC auf rektalem oder vaginalem Weg vom Körper absorbiert und in die Blutbahn gelangen können, müssen sich Mediziner eines Tricks bedienen. Damit die Cannabinoide die Zellmembran passieren können, werden sie in andere Molekülverbindungen eingebettet. Diese Stoffverbindung – auch »Prodrug« genannt – wird vom Körper absorbiert. In der menschlichen Blutbahn sorgen dann Enzyme dafür, dass die Verbindung gelöst wird und die Cannabinoide ihre intendierte Wirkung entfalten können.

Die Forschung arbeitet noch an der Entwicklung entsprechender marktfähiger Medikamente. Ziel ist auch hier wieder, die Wirkstoffe an Magen und Leber vorbei in die Blutbahn zu transportieren. Damit kann nicht nur die Wirkstoffaufnahme erhöht, sondern es können auch Präparate geschaffen werden, die bei jedem Patienten eine relativ gleiche Wirkung haben, da die aufgenommene Menge keinen enormen Schwankungen unterworfen ist.

Nebenwirkungen

Jeder Wirkstoff bzw. jedes Medikament hat bestimmte Nebenwirkungen. Diese werden in Kauf genommen, wenn der Nutzen die negativen Auswirkungen übersteigt. Cannabis bildet hier keine Ausnahme, hat jedoch einige Besonderheiten, da die Inhaltsstoffe der Blüte nicht eine spezifische Wirkung hervorrufen, sondern auf unterschiedliche Weise wirken und mehrere Effekte haben, bei denen auch die äußeren Umstände eine Rolle spielen.

Je nachdem, welches Ziel verfolgt wird, kann eine Wirkung daher gewollt oder aber unerwünscht sein. So kann eine beruhigende, einschläfernde Wirkung am Abend genau das Richtige sein, während sie im Büro wohl eher ungünstig ist. Von der aufgenommenen Menge der Wirkstoffe hängt ab, wie lange die akuten Nebenwirkungen anhalten. Wenn Cannabis über einen längeren Zeitraum angewendet wird, gewöhnt der Körper sich an die Substanz. In der Regel lässt dann die Intensität vieler Nebenwirkungen nach, sodass eventuelle Einschränkungen zurückgehen – allerdings nimmt auch die Intensität der erwünschten Wirkung ab, sodass man die Dosis erhöhen oder auf eine andere Sorte umsteigen muss.

Der wohl größte Vorteil von Cannabismedizin ist nicht ihre Wirksamkeit, sondern ihre außergewöhnlich hohe Sicherheit und Unschädlichkeit für den menschlichen Körper. Es ist praktisch unmöglich an einer Überdosis Cannabis zu sterben. Außerdem schädigt es selbst bei langem Einnahmezeitraum nicht die Organe oder greift in anderer Weise störend in die physiologischen Abläufe des Körpers ein. Lediglich herzkranken Patienten wird empfohlen, bei der Einnahme vorsichtig zu sein, da Cannabis auf das Herz-Kreislaufsystem einwirkt und mit einem Blutdruckabfall sowie einer Steigerung der Herzfrequenz einhergeht.

Die häufigsten Symptome

Trockener Mund

Der akute Cannabiskonsum verursacht eine Minderung der Speichelproduktion, was zu einem trockenen Mund- und Rachenraum führt. Verantwortlich dafür ist das THC. Der Effekt ist vorübergehend und lässt einige Zeit nach dem Konsum wieder nach. Durch ausreichendes Trinken, Kaugummi kauen oder das Lutschen von Bonbons oder Pastillen kann das unangenehme Gefühl gemildert werden.

Schwindel

Da Cannabis auf das Herz-Kreislaufsystem einwirkt, kann es zu Schwindelgefühl kommen, wenn der Blutdruck absinkt. Betroffene sollten sich nach Möglichkeit hinlegen oder hinsetzen, um ein Umkippen und entsprechende Verletzungen zu vermeiden.

Auch kann es helfen, den Blutzuckerspiegel durch Nahrungsaufnahme anzuheben. Am schnellsten geht dies durch süße Getränke wie Fruchtsäfte oder süße Lebensmittel. Nach etwa einer Viertelstunde ist der Zucker im Blutkreislauf angekommen und kann für Stabilisierung sorgen.

Gesteigerte Herzfrequenz

Ein schnellerer Herzschlag ist eine weitverbreitete Nebenwirkung, die durch THC ausgelöst wird. Für Menschen mit gesundem Herz ist dieser Effekt unbedenklich. Manche bemerken ihn nicht einmal. Bei anderen kann die Steigerung der Herzfrequenz wiederum ein unangenehmes Gefühl auslösen. Mit ihr geht häufig ein automatischer Fluchtreflex einher, der das Blut in die Beine schießen lässt. Das ist ein normaler physiologischer Vorgang. Das Herzklopfen kann jedoch bei einigen Menschen ein

Langzeitnebenwirkungen

Bei regelmäßiger Einnahme von Cannabis über einen längeren Zeitraum hinweg kommt es zu einer Toleranzentwicklung, speziell auf THC. Zum einen lässt der psychoaktive Effekt nach, zum anderen nehmen jedoch auch die erwünschten medizinischen Wirkungen ab. Auch wenn einige Patienten mit der Zeit die Dosis erhöhen müssen, ist die Toleranzbildung jedoch vergleichsweise gering. Sie ist abhängig von der eingenommenen Menge und der Dauer der Anwendung. Bei geringer Dosis bleibt auch nach monatelanger Einnahme noch der Großteil der gewünschten Wirkungen erhalten.

Die Gewöhnung des Körpers ist vollständig reversibel. Bereits nach wenigen Wochen hat sich der Körper wieder auf den Ausgangszustand eingestellt. Konsumpausen können daher der Toleranzentwicklung entgegenwirken. Auch wird häufig empfohlen, die eingenommenen Sorten zu wechseln bzw. zu variieren, da auch dies den Effekt mindert.

Cannabis hat nur ein sehr geringes Potenzial für körperliche Abhängigkeit. Nach längerem intensivem Konsum können nach dem Absetzen Symptome wie Reizbarkeit, Schlafstörungen oder stärkeres Schwitzen auftreten. Diese gehen meist nach wenigen Tagen vorüber. Es besteht allerdings das Potenzial für eine psychische Abhängigkeit (mehr dazu im Kapitel 5). Viele Ärzte sehen diese Gefahr beim medizinischen Konsum jedoch als vernachlässigbar an. Im Gegenteil, die Erzeugung von Glücksgefühlen, Entspannung und eine Aufheiterung der Stimmung können gerade bei chronischen Leiden wohltun und den Betroffenen neue Zuversicht und Lebensqualität schenken.

Überdosierung

Wie bei jedem anderen Präparat bzw. bei jedem anderen Medikament kann es auch bei der Einnahme von Cannabis passieren, dass man die Dosierung falsch einschätzt und überdosiert – sei es aus Unerfahrenheit, weil man Anweisungen falsch verstanden hat, oder weil man aus Ungeduld zu schnell eine weitere Dosis einnimmt, weil man meint, die Substanz zeige keine Wirkung. Letzteres ist besonders bei der oralen Einnahme relevant.

Zur Beruhigung sei gesagt, dass eine Cannabisüberdosis zwar unangenehm sein kann, glücklicherweise aber keine gefährlichen Konsequenzen für die Gesundheit hat. Cannabis greift nicht die Funktion lebenswichtiger Organe an, sodass es auch nicht zu einem Organversagen kommen könnte. Man kann an einer Cannabisüberdosis daher nicht sterben.

Dennoch kann der akute Moment als sehr unangenehm [illegible]lebt werden, denn nicht selten geht eine Überdosis mit [illegible]gstzuständen oder Panik einher. Hier kann der Gedanke [illegible]as helfen, dass keine akute Gefahr für die Gesundheit b[illegible]ht, wie es bei anderen Medikamenten durchaus der Fa[illegible]in kann. Auch bleibende Schäden sind nicht zu befürc[illegible]n. Es kann jedoch passieren, dass der Kreislauf absac[illegible] oder einem schwindelig wird.

Am [illegible]sten sollte man versuchen, Ruhe zu bewahren und sich [illegible] vergegenwärtigen, dass das unangenehme Gefühl vorb[illegible]geht. Bei schwachem Kreislauf können Trinken, die Au[illegible]ahme von süßen Nahrungsmitteln oder auch eine heiß-k[illegible]e Dusche helfen.

Die Einn[illegible]e von CBD kann den Effekt abmildern und die Ängste e[illegible]s beruhigen. Bei wiederkehrenden negativen Erlebnis[illegible] auch bei Einhaltung der Dosiervorgaben, sollte der Arzt [illegible]sultiert werden. Eventuell wird dieser dann einen We[illegible] der Cannabissorte ausprobieren oder CBD fest in den [illegible]ahmeplan integrieren.

Wechselwirkung mit anderen Medikamenten

Cannabis wird in der Regel bei schweren Erkrankungen gemeinsam mit unterschiedlichen anderen Medikamenten verwendet. Bisher sind keine starken Wechselwirkungen oder Unverträglichkeiten bekannt geworden. Dennoch sollte dieser Punkt nicht außer Acht gelassen werden.

Die Kombination von Cannabis, speziell von THC, mit anderen Medikamenten kann sich durchaus positiv auf den Patienten auswirken, da sich ähnliche Wirkungen ergänzen und verstärken können. Zu den wichtigsten bekannten Wechselwirkungen zählen die Verstärkung der müde machenden Wirkung von sedierenden Substanzen wie Schlafmitteln oder Antidepressiva, der Augeninnendruck senkenden Eigenschaften der entsprechenden Medikamente, sowie die Wirkung von anti-epileptischen Effekten.

Die gleichzeitige Einnahme von herzfrequenzsteigernden Mitteln und Cannabis wird hingegen nicht unbedingt empfohlen, da sich der Effekt verstärkt. Die Belastung des Kreislaufs hat für Menschen mit gesundem Herzen zwar keine gravierenden Folgen, ist aber meist unangenehm.

Die gleichzeitige Einnahme von Opiaten und Cannabis wurde wiederum als günstig beschrieben. In dem Fall ergänzen sich die schmerzlindernden Wirkungen. Gleichzeitig kann Cannabis gegen Übelkeit helfen, die manchmal von Opiaten ausgelöst wird.

Durch die gegenseitige Verstärkung kann unter Umständen eine Dosisreduzierung des jeweiligen Medikaments möglich sein, was wiederum andere unerwünschte Nebenwirkungen verringert. Dieser Schritt sollte stets in Absprache mit dem behandelnden Arzt vorgenommen werden.

Die Wechselwirkungen können auch darauf beruhen, dass Cannabinoide auf ähnlichem Weg in der Leber abgebaut werden wie bestimmte Medikamente. Dies kann dazu führen, dass zum Beispiel sowohl THC, CBD als auch das entsprechende Medikament schneller oder langsamer abgebaut werden, weil der jeweils andere Stoff zuerst in der Leber verstoffwechselt wird. Während bei Cannabis nicht mit ernsthaften Folgen zu rechnen ist, kann es nötig werden, die Dosis des andern Medikaments anzupassen bzw. die Einnahmeabstände zu verändern. Denn wenn Cannabinoide den Abbau eines Medikaments verlangsamen, dieses aber unverändert zugeführt wird, steigt die Konzentration der Wirkstoffe im Körper, was unter Umständen über längere Zeit zu Schädigungen von Orangen oder anderen negativen Auswirkungen führen kann.

Wichtig ist zu beachten, dass dies nicht nur für verschreibungspflichtiges Cannabis gilt, sondern auch für freiverkäufliche CBD-Produkte. Auch diese können den Abbau bestimmter Medikamente, etwa bestimmter Psychopharmaka, verlangsamen. Die genauen Auswirkungen sind bisher nicht bekannt. Daher sollte dem Arzt mitgeteilt werden, wenn CBD gleichzeitig genommen wird, um negative Auswirkungen zu vermeiden.

Derzeit verfügbare Medikamente

Die Auswahl an derzeit verfügbaren Cannabinoidmedikamenten ist noch gering. Aktuell in Deutschland zugelassen sind zwei THC-haltige Arzneimittel und das Rezepturarzneimittel Dronabinol (synthetisches THC).

Sativex ist ein Mundspray, welches bereits seit 2011 erhältlich ist. Es handelt sich um ein Extrakt aus den Blüten der Pflanze, das THC und CBD im Verhältnis 1 : 1 enthält. Es wird meist bei durch Multiple Sklerose verursachten Spastiken verschrieben. Im Off-Label-Use findet es aber auch Anwendung bei Erkrankungen wie Fibromyalgie oder neuropathischen Schmerzen.

Canemes ist ein Medikament, das ein vollsynthetisches THC-Analogon als Hauptwirkstoff hat. Es wird zur Linderung von Übelkeit und Erbrechen sowie Appetitverlust im Zusammenhang mit einer Chemotherapie verschrieben und wirkt ähnlich wie Dronabinol.

Aus dem Wirkstoff Dronabinol werden in der Praxis ölige Tropfen und manchmal auch Kapseln hergestellt, die vorwiegend bei Schmerzen und durch schwerwiegende Erkrankungen bedingter Übelkeit und Erbrechen eingesetzt werden.

Darüber hinaus wurde im Herbst 2019 das aus den USA stammende CBD-Medikament *Epidiolex* für den europäischen Markt zugelassen. Es ist für die Behandlung schwerer Epilepsie bei Kindern gedacht und soll eine Reduktion der Krampfanfälle bewirken.

Welche Sorte ist die richtige

Der Mangel an Fertigpräparaten macht es derzeit nötig, dass Ärzte Cannabisblüten verschreiben. Dieses Vorgehen ist ungewöhnlich, da es Mediziner gewöhnt sind, konkrete Medikamente oder Wirkstoffe zu verschreiben. Die Verwendung eines unverarbeiteten Naturprodukts sorgt bei vielen daher für Unbehagen. Für die Ärzte kommt erschwerend hinzu, dass immer mehr unterschiedliche Sorten in der Apotheke erhältlich sind – was für Patienten wiederum günstig ist, da so Lieferengpässe überbrückt werden können. Außerdem besteht so die Chance, so lange verschiedene Sorten auszuprobieren, bis die bestmöglichen Wirkresultate erzielt werden.

Welche Sorte bei welcher Erkrankung am besten hilft, ist schwer pauschal zu beantworten. Den Patienten bleibt daher nur, eigene Erfahrungen zu sammeln und auszuprobieren.

Erste Anhaltspunkte können die Konzentration von THC und CBD bzw. deren Verhältnis zueinander geben. Bei einigen Erkrankungen wie chronischen Schmerzen wird meist eine THC-reiche Sorte mit geringem CBD-Gehalt gewählt. Sorten mit hohem CBD-Gehalt und niedrigerem THC-Gehalt werden häufig verordnet, wenn eine antipsychotische Wirkung gewünscht ist. Bei anderen Indikationen wie ADHS oder Tourette-Syndrom kann wiederum eine Sorte mit relativ gleichem THC- und CBD-Gehalt die vielversprechendsten Resultate liefern.

Kapitel 4: Gesundheit und Lifestyle

Der Einsatz von THC-haltigem Cannabis unterliegt immer noch strengen Restriktionen und ist derzeit auf die medizinische Behandlung von Menschen mit schweren Erkrankungen begrenzt. Es gibt jedoch bereits jetzt zahlreiche Möglichkeiten, Teile der Pflanze in den Alltag zu integrieren und von ihren gesundheitsfördernden Eigenschaften in vielen Bereichen zu profitieren.

Ernährung

Damit wir gesund bleiben und alle Abläufe problemlos funktionieren können, benötigt unser Körper neben Energie und ausreichend Flüssigkeit eine Vielzahl von Nährstoffen. Auch wenn hierzulande theoretisch alle vom Körper benötigten Stoffe jedem ausreichend zu Verfügung stehen, ernähren sich viele Menschen zu einseitig und nehmen dadurch zu viel bzw. zu wenig der entsprechenden Substanzen auf. Übergewicht und dadurch entstehender Diabetes sowie Herzerkrankungen, ein schwaches Immunsystem und Mangelerscheinungen sind die Folge. Eine gesunde und ausgewogene Ernährung ist wichtig, damit wir uns fit fühlen und chronischen Krankheiten vorbeugen können.

Hanfsamen und die daraus gewonnenen Erzeugnisse können einen großen Beitrag zu einer gesunden Ernährung leisten, da sie voller wichtiger Inhaltsstoffe stecken, die der menschliche Körper täglich benötigt. Hanfnüsse, denn streng biologisch gesehen handelt es sich bei Hanfsamen um Nüsse, sind gesund, vielseitig einsetzbar und können im Gegensatz zu beispielsweise Chiasamen ohne Weiteres auf dem heimischen Acker angebaut werden.

Inzwischen enthalten immer mehr Produkte Hanfsamen oder deren Öl. Dazu zählen Hanfmilch, Schokolade mit Hanfsamen, Proteinriegel, Aufstriche fürs Brot, Bratlinge oder Tofualternativen, um nur einige zu nennen. Und da sich heutzutage immer mehr Menschen dazu entscheiden, vegan zu leben oder weitgehend auf Fleisch und/oder andere tierische Lebensmittel zu verzichten, kann Hanf als Proteinalternative eingesetzt werden und liefert zudem noch wichtige B-Vitamine.

Hanfsamen

Cannabis- oder Hanfsamen sind rund, haben eine hell- bis dunkelbraune Färbung und einen Durchmesser von ca. 3 mm. Nach der Bestäubung der Blüten werden sie von den weiblichen Pflanzen ausgebildet.

Hanfsamen werden inzwischen als ein neues Superfood vermarktet, also als Nahrungsmittel, das besonders gesund und nährstoffreich sein soll. Tatsächlich besitzen sie viele für den Menschen wichtige Inhaltsstoffe. Wirklich neu sind sie in unseren Breitengraden allerdings nicht, stehen sie doch seit Jahrtausenden auf dem Speiseplan der Menschen. Sie sind lediglich im letzten Jahrhundert durch das weitreichende Cannabisverbot etwas in Vergessenheit geraten.

Man kann sie entweder geschält oder naturbelassen kaufen, es gibt sie auch in Form von Mehl und Proteinpulver. Die geschälten Samen schmecken weniger bitter, und da die Schale recht hart ist, sind sie auch einfacher zu kauen und zu verarbeiten. Allerdings muss man in diesem Fall auf die in der Schale enthaltenen Ballaststoffe verzichten. Ebenfalls in der Schale enthalten ist Chlorophyll, welches den Körper bei der Entgiftung und der Produktion roter Blutkörperchen unterstützen kann.

Hanfsamen enthalten wie gesagt kein THC. Sie wirken daher nicht berauschend und können auch von Kindern bedenkenlos verzehrt werden. Besonders für Allergiker sind sie eine gute Alternative, da sie kein Gluten und auch keine der anderen Allergene, die für Nussallergien verantwortlich sind, enthalten. Die Proteine im Hanf sind ebenfalls nicht dafür bekannt, allergische Reaktionen auszulösen.

Allerdings: Hanfsamen können in zu großen Mengen abführend wirken. Dies liegt an den enthaltenen Ballaststoffen und gilt genauso für andere ballaststoffhaltige Lebensmittel. Die Angaben, in welchen Mengen Hanfsamen täglich verzehrt werden sollten, schwanken stark. Bei der normalen Verwendung im Alltag sollte es jedoch zu keinen Problemen kommen.

Die wichtigsten Inhaltsstoffe

Kohlenhydrate, Fette und Proteine bilden die drei Hauptbestandteile unserer Ernährung. Sie sind als Energielieferanten und als Baustoffe für die Bildung neuer Zellen unerlässlich. Hanfsamen enthalten alle drei dieser Körperbausteine und verfügen zudem noch über eine Reihe weiterer wertvoller Inhaltsstoffe, darunter Vitamine und Spurenelemente. Da die Ernährung mit Hanfsamen im Großteil des 20. Jahrhunderts keine nennenswerte Rolle spielte, wurde ihr Nährwert und dessen Auswirkungen auf die Gesundheit bisher kaum erforscht. Der potenzielle Nutzen der entsprechenden Nährstoffe ist jedoch aus Studien mit anderen Lebensmitteln bekannt.

Proteine

Proteine bestehen aus Aminosäuren. Unser Körper benötigt sie, um neue Zellen zu bilden und vorhandene Zellen zu reparieren. Für die Herstellung des menschlichen Eiweiß werden 21 der 250 existierenden Aminosäuren verwendet. Da der Körper nicht in der Lage ist, alle benötigten Aminosäuren selbst zu erzeugen, müssen die acht sogenannten essenziellen Aminosäuren über die Nahrung aufgenommen werden. Hanfsamen sind eine optimale Eiweißquelle und können als Ersatz für tierische Eiweiße verwendet werden, da sie zu 22 bis 25 Prozent aus Eiweiß bestehen. Damit enthalten drei Esslöffel rund 11 Gramm Proteine, in denen insbesondere die acht essenziellen Aminosäuren enthalten sind. Daher kann Hanf mit der Sojabohne verglichen werden. Er hat jedoch den Vorteil, dass er im Gegensatz zu Soja keine Trypsin-Inhibitoren enthält, welche die Eiweißaufnahme negativ beeinflussen.

Zu dem in Hanfsamen enthaltenen Eiweiß gehört auch das globuläre Pflanzeneiweiß, welches aus den pflanzlichen Eiweißen Edestin und Albumin besteht. Ersteres unterstützt die Produktion von Antikörpern, da seine Struktur eine große Ähnlichkeit mit dem menschlichen Blutplasma aufweist. Albumin verringert zudem freie Radikale im Körper und schützt dadurch die Zellen.

Fettsäuren

Fettsäuren liefern unserem Körper Energie, wirken sich positiv auf zahlreiche Stoffwechselprozesse aus und unterstützen das Immunsystem. Wie auch bei Proteinen kann der Mensch Fette aus tierischen und pflanzlichen Quellen aufnehmen. Bei Fettsäuren unterscheidet man zwischen gesättigten und ungesättigten bzw. mehrfach ungesättigten Fettsäuren. Gesättigte Fettsäuren bestehen aus kürzeren Molekülketten und sind daher einfacher zu verdauen. Eine Studie der Deutschen Gesellschaft für Ernährung aus dem Jahr 2010 konnte zeigen, dass die Aufnahme eines hohen Anteils an mehrfach ungesättigten Fettsäuren und eines geringen Anteils an gesättigten Fettsäuren das Risiko bestimmter Herzkrankheiten senkt.[15] Pflanzen enthalten meist einen geringeren Anteil an gesättigten Fettsäuren und sind dafür reicher an einfach und mehrfach ungesättigten Fettsäuren.

Dies gilt auch für Hanfsamen. Je nach Sorte bestehen Hanfsamen zwischen 28 und 35 Prozent aus Fetten, die zu 75 Prozent in mehrfach ungesättigten Fettsäuren und zu 14 Prozent in einfach ungesättigten Fettsäuren vorliegen. Zudem enthalten die Nüsschen lebenswichtige essenzielle Fettsäuren, die der Körper nicht selbst produzieren kann. Dazu gehören speziell die Omega-n-Fettsäuren, wie Omega-3 und Omega-6, wobei die Ziffer angibt, an welcher Stelle das Fettmolekül eine Doppelbindung aufweist.

Omega-3 und 6-Fettsäuren werden über die Nahrung oft nicht in ausreichender Menge aufgenommen. Auch kommt es nicht nur auf die Menge an, sondern es ist für den Stoffwechsel ebenfalls wichtig, in welchem Verhältnis die beiden Fettsäuren aufgenommen werden. Der Verzehr von Hanfsamenerzeugnissen ist hilfreich, weil sie das für den Menschen ideale Verhältnis von Omega-6- zu Omega-3-Fettsäuren von zwischen 2 : 1 und 3 : 1 aufweisen.

Bis zu 4 % des Hanfsamens bestehen aus Gamma-Linolensäure (GLA). Damit zählt er zu den GLA-reicheren Lebensmitteln. Die Fettsäure hemmt die Produktion sowie Ausschüttung von entzündungsfördernden Stoffen. Der Körper verwendet sie darüber hinaus als Ausgangsstoff zur Herstellung des Gewebehormons Prostaglandin, das überall im Körper zu finden ist und diverse Prozesse, wie etwa Entzündungsreaktionen, steuert. Gamma-Linolensäure wird vom Körper selbst produziert, Stoffwechselstörungen oder Entzündungen können jedoch die produzierte Menge verringern oder die Produktion ganz zum Erliegen bringen. Durch den Verzehr von Hanfsamen kann einem GLA-Mangel entgegengewirkt werden. Nur Nachtkerzenöl (10 %) oder Borretschöl (20 %) sind noch ergiebigere Quellen.

GLA kann dabei helfen Stoffwechselerkrankungen entgegenzuwirken. Zu den Erkrankungen, deren Symptome durch die Aufnahme von GLA gelindert werden können, zählen diabetische Neuropathie, rheumatische Arthritis und Neurodermitis.

Hin und wieder liest man auch, dass GLA bzw. der Verzehr von Cannabissamen und -öl gegen das prämenstruelle Syndrom (PMS) helfen können. Rund 80 Prozent der Frauen im gebärfähigen Alter leiden unter PMS, dessen Symptome sowohl körperlich als auch emotional sind. Eine Studie aus dem Jahr 2011 konnte zeigen, dass durch die Einnahme von ungesättigten essenziellen Fettsäuren, darunter GLA, die PMS-Symptome gelindert werden konnten. Da die Ursachen von PMS jedoch bis heute nicht eindeutig geklärt sind, wäre es voreilig zu behaupten, der Verzehr von Cannabissamen bzw. -öl könne sich positiv auf den Verlauf auswirken.

Kohlenhydrate

Kohlenhydrate sind ein wichtiger Energielieferant für die Arbeit unserer Muskeln und das Gehirn. Gleichzeitig helfen sie der Leber dabei, Fette aufzuspalten und ermöglichen die Aufnahme bestimmter lebenswichtiger Mineralstoffe ins Blut. Zu viel der »falschen« Energie kann jedoch zu Übergewicht und den entsprechenden negativen Begleiterscheinungen führen. In Bezug auf die Ernährung wird meist zwischen schnell und langsam verdaulichen Kohlenhydraten unterschieden. Während Erstere den Blutzuckerspiegel rasch ansteigen lassen, aber nicht für ein anhaltendes Sättigungsgefühl sorgen, werden Letztere vom Organismus langsam zerlegt und aufgenommen. Der Körper braucht hier länger, um die Kohlenhydrate in Zucker umzuwandeln, weswegen der Blutzuckerspiegel langsamer steigt und wir uns länger satt fühlen.

Auch die Aufnahme von ausreichend Ballaststoffen ist für den Körper wichtig. Dabei handelt es sich um weitestgehend unverdauliche Nahrungsbestandteile, die – vorwiegend – in Kohlenhydraten wie unter anderem Vollkornprodukten, Hülsenfrüchten und Nüssen zu finden sind. Ballaststoffe regen den Stoffwechsel und die Verdauung an.

Hanfsamen bestehen zu 35 bis 37 Prozent aus Kohlenhydraten, die sich wiederum fast ausschließlich aus wasserunlöslichen Ballaststoffen und zu einem kleinen Teil aus wasserlöslichen Ballaststoffen zusammensetzen.

Vitamine und Mineralstoffe

Hanfsamen enthalten die Vitamine B_1, B_2, B_3, B_6 und E. Vitamin B_2, auch als Riboflavin bekannt, kommt in Hanfsamen sogar in einer höheren Konzentration vor als in Fleisch- oder Milchprodukten (mit Ausnahme von Leber). Es ist unter anderem für den Erhalt der Schilddrüsenfunktion sowie den Muskelaufbau notwendig und wird gleichzeitig zur Cortisolproduktion benötigt. Dieses Hormon ist der Gegenspieler von Adrenalin und für den Stressabbau verantwortlich. Es senkt darüber hinaus den Blutdruck, reguliert den Blutzuckerspiegel und wirkt entzündungshemmend. Vitamin B_2 wirkt sich zudem positiv auf die Haut aus, die dadurch strapazierfähiger werden kann. Darüber hinaus enthalten Hanfsamen wichtige Mineralstoffe wie Magnesium, Kalium, Eisen und Calcium.

Antioxidantien

In Hanfsamen stecken Antioxidantien wie Phytol, die sogenannte freie Radikale im Körper neutralisieren. Diese werden bei Entzündungsprozessen vom Körper gebildet, um Antigene (Stoffe, auf die das Immunsystem reagiert) zu bekämpfen. Die aggressiven Moleküle können jedoch auch Schäden anrichten, indem sie Körperzellen und Gewebe angreifen und so zu Zellschäden führen. Dadurch wird der Alterungsprozess beschleunigt, und die Moleküle können zur Entstehung verschiedener Erkrankungen führen.

Antioxidantien binden überschüssige freie Radikale. Sie schützen so die gesunden Zellen, beugen Zellentartungen vor und wirken außerdem Entzündungen entgegen, indem sie diese begrenzen. Dies kann wiederum eine vorbeugende Wirkung gegenüber Erkrankungen wie Arthritis, Diabetes, Multiple Sklerose oder Krebs haben, da diese Erkrankungen mit chronischen Entzündungsprozessen einhergehen.

Verwendung

Hanfsamen lassen sich auf vielfältige Weise in den Speiseplan integrieren. Gelagert werden sollten sie am besten in einem weitestgehend luftdichten Gefäß wie einem Weck- oder Schraubglas, bei Zimmertemperatur und an einem dunklen Ort wie dem Küchenschrank. So bleiben sie möglichst lange frisch.

Am einfachsten ist es, sie ins Müsli oder den Porridge zu mischen oder einen Salat damit zu verfeinern. Für Salat oder Suppen bietet es sich an, die Samen vorher zu rösten, da so der nussige Geschmack stärker hervortritt. Dabei muss man jedoch darauf achten, die Samen in der Pfanne nicht zu hoher Hitze auszusetzen und lediglich kurz anzurösten, da sonst viele der wertvollen Inhaltsstoffe zerstört werden.

Auch in Smoothies oder Shakes lassen sich die (geschälten) Samen ideal einarbeiten. Weniger gesund, aber sehr lecker sind gebrannte Hanfsamen. Dazu werden die Samen, ähnlich wie bei der Herstellung von gebrannten Mandeln, in der Pfanne so lange in Zucker (und wer mag Gewürzen wie Zimt, Vanille oder Kakao) gewendet, bis der Zucker geschmolzen ist und die kleinen Samen zusammenkleben lässt. Geschälte Hanfsamen kann man auch zur Herstellung von Brotaufstrichen oder Pestos verwenden. Dazu werden sie einfach mit den übrigen Zutaten in den Mixer gegeben und püriert.

Hanfmilch findet man im Vergleich zu Soja-, Mandel-, oder Hafermilch noch eher selten im Handel. Sie lässt sich jedoch auch einfach selbst herstellen. Dazu gibt man einfach ein paar Esslöffel geschälte Hanfsamen zusammen mit 500 ml Wasser in einen Mixer. Auf Wunsch kann mit Datteln, Rosinen oder etwas Honig gesüßt werden. Nachdem man die Mischung für rund 2 Minuten durch den Mixer gejagt hat, passiert man das Getränk durch ein feines Sieb oder Küchentuch. Die Hanfmilch ist im Kühlschrank 2–3 Tage haltbar und kann genau wie ihre tierischen oder pflanzlichen Pendants verwendet werden.

Hanfsamenöl

Hanföl – genauer Hanfsamenöl – wird aus den Samen der Pflanze gepresst. Die genaue Benennung ist wichtig, denn mit der allgemeinen Bezeichnung Cannabis- bzw. Hanföl können völlig unterschiedliche Dinge gemeint sein. Zum einen eben das aus den Samen gewonnene Speiseöl, aber auch CBD-Öl, welches zwar häufig Hanföl als Basis hat, dessen Hauptmerkmal jedoch der CBD-Gehalt ist und von dem sich die Anwender positive Auswirkungen auf ihr Befinden bzw. ihre Gesundheit erhoffen. Öle hingegen, die als

Haschisch-, THC- oder Cannabisöl bezeichnet werden, enthalten in der Regel einen höheren Anteil an THC. Sie werden medizinisch eingesetzt oder (illegal) für den Freizeitkonsum sowie zur Selbstmedikation hergestellt.

Qualitativ hochwertiges Hanfsamenöl wird kalt gepresst und während der Herstellung auf 40, maximal 60 Grad erhitzt. Es hat eine gelbgrüne Farbe und einen nussigen, manchmal leicht krautigen Geschmack. Hanfsamenöl, das bei höheren Temperaturen gepresst wurde, hat hingegen eine dunkelgrüne Färbung. Durch das Warmpressen kann die Ausbeute erhöht werden, allerdings sinkt dadurch die Qualität, da nicht alle Nährstoffe und Aromen erhalten bleiben. Das Öl sollte am besten in einer dunklen Flasche im Kühlschrank gelagert werden.

Hanföl ist cholesterinfrei. Gleichzeitig kommen die bereits erwähnten positiven Eigenschaften der enthaltenen Fettsäuren durch die höhere Konzentration besonders zum Tragen. Tierstudien konnten zeigen, dass Hanfsamenöl dabei helfen kann, den Blutdruck zu senken, das Risiko von Blutgerinnseln zu verringern und zur Erholung nach einem Herzinfarkt beizutragen.

Die Nährstoffe im Samenöl sind recht wärmeempfindlich. Zum Braten eignet es sich daher nicht, aber man kann es ideal zur Mischung von Salatdressings verwenden, zum Verfeinern von Suppen und Pasta, oder man gibt es kurz vor dem Verzehr an fertige Gemüsegerichte. So verleiht es dem Gemüse einen appetitlichen Glanz und trägt zudem noch dazu bei, dass einige Vitamine, wie Vitamin A, D und E, besser vom Körper aufgenommen werden können. Auch zur Herstellung von Aufstrichen oder Speisecremes ist es sehr gut geeignet und verleiht den Gerichten einen leicht nussigen Geschmack.

Wie bei Olivenöl kann man auch einfach Brot ins Hanfsamenöl tunken, welches nach Belieben vorher mit Salz oder anderen Gewürzen versehen wurde. Für ein Extra an gesunden Fettsäuren und Nährstoffen kann man das Öl auch in Smoothies, Shakes oder Joghurt einrühren.

Mehl/Proteinpulver

Hanfmehl besteht aus den entölten Samen. Diese Masse wird auch als Presskuchen bezeichnet, da das Öl vorher aus den Samen gepresst wurde. Das Mehl hat einen starken Eigengeschmack und fühlt sich im Vergleich zu anderen Mehlsorten eher hart oder sandig an. Es verfügt jedoch über wesentlich weniger Kohlenhydrate und mehr Eiweiß als herkömmliches Mehl und ist dadurch sättigender.

Im Gegensatz zu Weizenmehl bindet Hanfmehl nicht mit Wasser – ein Teig aus reinem Hanfmehl würde daher nach dem Backen zerfallen. Damit der Teig gelingt, bedarf es also noch anderer Mehlsorten. In der Regel wird empfohlen, 10 bis maximal 20 Prozent des herkömmlichen Mehls durch Hanfmehl zu ersetzen. Dadurch kann man Backwaren ein Extra an Nährstoffen zufügen und den Anteil der Kohlenhydrate im Teig reduzieren. Auch wenn daraus häufig geschlussfolgert wird, dass Hanfmehl beim Abnehmen helfen könne, so bleibt zweifelhaft, ob der Effekt wirklich spürbar ist, da der Großteil des Gebäcks immer noch aus »normalem« Mehl besteht.

Wer Hanfmehl selbst herstellen möchte, benötigt dafür eine sogenannte Ölsaatmühle mit einem Mahlwerk aus Stahl, denn die kleinen Nüsschen sind nicht ganz leicht zu knacken. Da das so erzeugte Mehl jedoch noch den kompletten Ölanteil des Samens enthält, handelt es sich eher um eine breiige Masse. Das gekaufte Mehl aus dem Presskuchen ist hingegen pulverig. Es enthält jedoch immer noch einen Restanteil Öl, weswegen es nicht so lange haltbar ist, sondern irgendwann ranzig wird. Daher sollte es an einem dunklen und kühlen Ort möglichst luftdicht verschlossen gelagert werden.

Inzwischen findet man auch immer öfter Hanf-Proteinpulver im Handel. Äußerlich ist es dem Hanfmehl recht ähnlich, weswegen es schnell zu Verwechslungen kommen kann. Tatsächlich handelt es sich jedoch um zwei unterschiedliche Produkte. Hanfproteinpulver ist eine vegane Alternative zu anderen Proteinpulvern zur Herstellung von Sportgetränken oder Ähnlichem. Zur Herstellung wird der Presskuchen bei geringer Wärme nochmals gemahlen. Dadurch werden die Ballaststoffe aufgebrochen und die Proteine konzentriert. Hochwertiges Hanfproteinpulver wurde in Bioqualität hergestellt und enthält etwa 50 Prozent Eiweiß und keine Konservierungsstoffe oder künstliche Zusätze.

Tee aus den Blättern

Neben den zahlreichen Einsatzmöglichkeiten von Hanfsamen und den daraus bestehenden Produkten lassen sich auch die Blätter in der Küche verwenden. Aus den frischen Blättern ließe sich etwa ein Saft pressen, der reich an Mineralien, Vitaminen und Antioxidantien ist. Theoretisch kann man auch Hanfsprossen (die gekeimten Hanfsamen) nutzen. Da der private Anbau von Cannabis selbst in Form von Nutzhanf verboten ist und frische Blätter daher praktisch nicht auf legalem Weg erhältlich sind, hat diese Verwendungsform derzeit allerdings so gut wie keine Relevanz.

Die Verwendung der getrockneten Blätter und Blüten (meist Nutzhanfblüten oder CBD-Blüten genannt) als Tee findet man hingegen immer häufiger im Handel. Beides wird aus den für die Landwirtschaft zugelassenen

Nutzhanfsorten gewonnen und pur oder als Teemischung mit anderen Kräutern angeboten. Hanfblättertee lässt sich zum Beispiel geschmacklich gut mit Minze, Brennnessel, Zitronengras oder Mate kombinieren. Der Tee schmeckt warm ohne Zucker oder mit Honig oder Ähnlichem gesüßt, eignet sich aber auch kalt für die Zubereitung von Eistee mit etwas Zitronensaft.

Tee aus den Blättern ist in der Regel um einiges preisgünstiger als Blütentee, denn Letzterer enthält mehr CBD. Um sicherzugehen, dass es sich auch wirklich um Blüten handelt, sollte man auf Produkte zurückgreifen, in denen die Blüten als Ganzes verpackt sind und nicht im Vorfeld zerkleinert wurden.

Derzeit sind Blüten- und Blättertees online, aber auch in Reformhäusern und Bioläden (dann meist als Mischung) oder in der Apotheke erhältlich. Es gibt aber auch immer wieder Berichte, dass die Polizei Händler überprüft und die Ware beschlagnahmt. Der Verdacht lautet dann meist, dass die Tees mehr als die für das Strafrecht relevanten 0,2 % THC enthalten und Cannabis in diesem Fall in unverarbeiteter Form an Endkonsumenten abgegeben wird.

Wie auch im Fall der CBD-Blüten gibt es hier unterschiedliche Interpretationen des entsprechenden Abschnitts des BtMG, wonach der Verkauf der Tees erlaubt bzw. verboten wäre. Diesem Problem müssen sich allerdings nur die Händler stellen – Kunden haben keine rechtlichen Folgen zu befürchten, wenn sie den Tee erwerben.

Die möglichen Effekte des Hanf- bzw. Hanfblütentees werden im Abschnitt »Entspannung« genauer erläutert.

Kosmetik

Wie bereits dargestellt, können einige der in Cannabis enthaltenen Stoffe nicht nur über den Magen oder die Lunge, sondern auch über die Haut aufgenommen werden. Daraus ergeben sich eine Reihe vielversprechender Möglichkeiten, um Teile der Pflanze in Salben, Cremes oder Haarpflegeprodukten zu verwenden. Diese kann man fertig im Handel kaufen oder mit ein paar wenigen, einfachen Zutaten zu Hause selbst herstellen.

Selbstgemachte Pflegeprodukte haben den Vorteil, dass sie frisch zubereitet sind, wodurch die einzelnen Inhaltsstoffe ihre Wirkung am besten entfalten können. Zudem bestehen sie aus rein natürlichen Zutaten, die man im Vorfeld selbst auswählt. So weiß man sicher, was im Endprodukt drin ist und vermeidet böse Überraschungen durch allergische Reaktionen und Hautirritationen.

Wer sich unsicher ist, ob bestimmte Stoffe vertragen werden oder nicht, sollte dies zuerst testen. Dazu eine kleine Menge der entsprechenden Substanz auf eine Hautstelle geben und ein bis zwei Stunden abwarten. Wenn die Haut sich nicht rötet oder anfängt zu jucken oder zu brennen, kann man davon ausgehen, dass man nicht allergisch ist.

Bei selbst hergestellten Kosmetika sollte man zudem beachten, dass diese nicht so lange haltbar sind wie industrielle Produkte. Es kann daher sinnvoll sein, diese im Kühlschrank zu lagern. Auf jeden Fall sollten sie an einem kühlen und trockenen Ort aufbewahrt werden. Wer hingegen lieber bei den gewohnten Produkten bleiben möchte, kann der Tagescreme, dem Shampoo oder der Seife auch ein paar Tropfen Hanfsamenöl beimischen. Auch so lässt sich ohne zusätzlichen Aufwand von den Vorteilen des Öls profitieren.

Gesunde Haut

Die Haut ist unser größtes Organ. Über sie sind wir in ständigem Kontakt mit unserer Umwelt. Gleichzeitig fungiert sie als Schutzschild zur Außenwelt und bewahrt uns vor schädlichen Einflüssen. Sie wehrt Bakterien, Viren und andere Krankheitserreger ab, schützt uns vor Hitze und Kälte und dient als Ausscheidungsorgan für Stoffwechselabbauprodukte.

Gerade in den Wintermonaten, wenn wir ständig zwischen Kälte und trockener Heizungsluft hin und her wechseln, wird der Haut einiges abverlangt. Auch Einflüsse wie Putzmittel, entfettende Seifen, unverträgliche Pflegeprodukte oder zu viel Sonnenlicht schaden der Haut und schwächen ihren Schutzmantel.

Dies kann zu trockener und/oder geröteter Haut, Ausschlägen, Ekzemen oder dem Befall mit Pilzen und anderen Krankheitserregern führen. In der Folge treten dann Spannungsgefühle, Schmerzen oder ein nervtötender Juckreiz auf. Auch kann es zu Rissen in der Haut und Ausschlägen bis hin zu offenen Wunden kommen. Spätestens dann sind die Betroffenen bemüht, durch Salben oder Cremes die Haut bei der Regeneration zu unterstützen.

Doch auch im Vorfeld kann einiges getan werden, um sich wohl in seiner eigenen Haut zu fühlen und diese gesund zu halten. Allem voran zählt dazu eine gesunde und ausgewogene Ernährung und die Aufnahme von ausreichend Flüssigkeit. Zu langes heißes Baden oder Duschen kann die Haut austrocknen. Außerdem sollten nur milde Produkte mit einem pH-Wert um 5,5 verwendet werden, die den Säureschutzmantel der Haut nicht zerstören. Zusätzlich können pflegende Lotionen oder Cremes die Haut mit Feuchtigkeit versorgen und schützen.

Die Kosmetikindustrie wartet dazu mit einem ganzen Arsenal an Tuben, Döschen und Fläschchen auf, die verjüngen, Falten wegzaubern, die Haut strahlen lassen und für ein frisches und entspanntes Erscheinungsbild sorgen sollen. Dazu spüren die Hersteller immer neue Inhaltsstoffe auf, denen dann kosmetische Superkräfte angedichtet werden. Und der Plan geht auf: Im Jahr 2018 gab man in Deutschland ca. 3,2 Milliarden Euro für Haut- und Gesichtspflegemittel aus.[16]

Auch Cannabis wurde in den letzten Jahren als Inhaltsstoff (wieder-)entdeckt. Dabei kommt sowohl das Öl aus den Samen als auch das Cannabinoid CBD immer häufiger zum Einsatz. Und tatsächlich spricht einiges dafür, denn – wie bereits erwähnt – der Verzehr von Hanfsamenöl kann sich aufgrund der enthaltenen Nährstoffe wie Vitamin B_2 oder der essenziellen Fettsäuren positiv auf das Hautbild auswirken. Die direkte Anwendung auf der Haut kann diesen Effekt noch verstärken und daher gut mit dem Verzehr kombiniert werden.

Hanföl ist fast identisch mit den körpereigenen Lipiden (Fetten). Dadurch kann es schnell und tief in die Hautzellen einziehen und diese effektiv mit Feuchtigkeit und Nährstoffen versorgen. Durch die gute Absorption macht Hanfsamenöl die Haut nicht fettig, sondern zieht fast rückstandslos ein und verleiht ihr einen sanften Schimmer. Dafür sind die enthaltenen Omega-Fettsäuren verantwortlich. Alpha-Linolensäure fördert zudem die Regeneration und die Erneuerung der Hautzellen und erhöht so deren Schutz- und Abwehrkraft.

Dadurch kann die Elastizität der Haut verbessert und das Hautbild langfristig verfeinert werden. Hanfsamenöl eignet sich vor allem bei trockener oder empfindlicher Haut. Es lässt sich aber auch gut bei Hauterkrankungen wie Neurodermitis oder Schuppenflechte einsetzen. Die enthaltene Gamma-Linolensäure hemmt Entzündungsvorgänge und kann so betroffene Hautstellen beruhigen.

Gleichzeitig wirkt Hanfsamenöl positiv auf den Hautstoffwechsel und versorgt die strapazierte Haut mit Feuchtigkeit, was den Juckreiz lindern kann.

Um diese Wirkung zu verstärken, wird Cremes und Salben auch CBD beigemischt. Dieses soll positiv auf das Immunsystem wirken und zusätzlich Entzündungen hemmen sowie Schmerzen lindern. Cannabinoide wie CBD, THCV oder CBDV – zwei weitere Cannabinoide, die in ihrer Struktur CBD bzw. THC ähneln – können, wie wir gesehen haben, außerdem die Talgproduktion reduzieren. Talg schützt die Haut, kann aber zum Problem werden, wenn zu viel davon produziert wird, weil sich zum Beispiel – wie in der Pubertät – der Hormonhaushalt umstellt bzw. aus dem Gleichgewicht gerät. Durch seine antiseptische und antimikrobielle Wirkung kann Hanfsamenöl auch dazu beitragen, kleinere Hautverletzungen wie Kratzer schneller heilen zu lassen. Auch wird die Narbenbildung verringert, da die Haut durch das Öl weich und geschmeidig bleibt.

Dazu reicht es auch völlig aus, einfach ein paar Tropfen Öl (am besten in Bioqualität) in den Handflächen zu verteilen und damit die gewünschten Körperstellen einzureiben; ähnlich wie bei Mandel- oder Kokosöl. Wie Kokosöl zeiht Hanfsamenöl schnell und fast rückstandslos in die Haut ein und trägt dazu bei, den Wasserhaushalt der Oberhaut zu regulieren.

Cremes, Salben, Lotionen und Ähnliches werden bereits von zahlreichen Herstellern angeboten. Wer sich jedoch nicht auf die Angaben von Herstellern und Händlern verlassen will oder das passende Produkt bisher nicht finden konnte, kann auch hier einen Versuch unternehmen, die Pflegeprodukte selbst herzustellen und dabei neben dem Hanfsamenöl noch auf weitere wertvolle Zusatzstoffe zurückgreifen.

Bodylotion

Bodylotion ist meist für die häufige Anwendung am ganzen Körper gedacht, um die Haut zusätzlich mit Feuchtigkeit und Nährstoffen zu versorgen. Dabei geht es in erster Linie darum, die Hautgesundheit zu erhalten und sie vor Trockenheit zu schützen.

Als Basis für eine Lotion bieten sich Sheabutter, Kakaobutter oder Kokosöl an. Im Unterschied zu Hanföl sind diese bei Zimmertemperatur fest und zudem relativ lange haltbar. Bei der Herstellung von Körperpflege kann man sie auch nach Belieben mischen.

Für ca. 120 ml Lotion kann man zum Beispiel 45 g Sheabutter und 45 g Kakaobutter mit 30 ml Hanfsamenöl mischen. Dazu lässt man die Stoffe im Wasserbad schmelzen und verrührt alles gut miteinander. Ein paar Tropfen ätherische Öle wie Lavendel oder Rose können die hautpflegenden Eigenschaften noch verstärken und verleihen der Lotion einen angenehmen Duft.

Die Mixtur wird dann in den Kühlschrank gestellt. Nach einigen Stunden sollte sie sich wieder verfestigt haben und dann noch einmal gut durchgerührt werden. Anschließend das Ganze in einen gut verschließbaren Behälter geben.

Salbe

Salben sind in der Regel fester als Cremes oder Lotionen und dienen in erster Linie nicht dazu, die Haut mit Feuchtigkeit zu versorgen, sondern eher dazu, Wunden, Hautreizungen oder Ekzeme bei der Abheilung zu unterstützen. Sie finden daher auch häufig bei Hautkrankheiten Anwendung.

Für eine Hanfsalben-Basis werden 80 ml Hanfsamenöl mit 30 g Bienenwachs – welches es unter anderem als kleine Kügelchen zu kaufen gibt – vermischt. Dazu das Wachs im Wasserbad schmelzen lassen und anschließend gut mit dem Öl verrühren. Bienenwachs sorgt dafür, dass die Salbe fest wird. Außerdem verfügt es über zahlreiche pflegende Eigenschaften.

Je nach Art der Beschwerden bietet es sich an, die Salbe mit ätherischen Ölen und entsprechenden Kräutern zu versehen. Ähnlich wie bei den getrockneten Cannabisblüten stellt man dazu erst einen Auszug mit dem Hanföl her. Hierzu erhitzt man 80 ml Öl im Wasserbad und lässt etwa 30 g getrocknete Kräuter darin ziehen. Bei Blütenteilen reichen meist schon 10 bis 15 Minuten, Blätter und Stängel sollte man bis zu einer halben Stunde ziehen lassen und Wurzeln etwa eine Stunde. Danach hat das Öl die Inhaltsstoffe aufgenommen.

Auch ein Kaltauszug ist möglich. Dazu braucht man allerdings etwas mehr Zeit. Die 10 g der gewünschten Kräuter in ein Schraubglas geben und mit 100 ml Öl übergießen und das Glas dann an einem warmen Ort rund drei Wochen stehen lassen, wobei man das Gemisch alle paar Tage umrühren sollte.

Ob Kalt- oder Warmauszug: Am Ende wird das Kräuteröl durch ein sauberes Küchentuch gelassen und gut ausgewrungen. Danach wird das Öl wie im Basisrezept beschrieben mit ca. 40 g Bienenwachs vermischt. Optional kann man in dieser Phase auch noch ein paar Tropfen ätherische Öle hinzugeben. Die Salbe sollte in einem sauberen, offenen Gefäß abkühlen, damit die letzte Feuchtigkeit entweichen kann. Danach wird sie gut verschlossen und kühl und trocken gelagert.

Für eine festere oder flüssigere Konsistenz kann man die Menge des Bienenwachses nach Belieben verringern oder erhöhen. Bei Hautproblemen bietet es sich an, zusätzlich etwas CBD-Öl beizumengen. Die genaue Menge hängt von der Konzentration des Öls ab, als Richtwert können 5 bis 10 ml verwendet werden.

Gesichtsmaske

Wer seinem Gesicht etwas Gutes tun will, kann zu einer selbstgemachten Gesichtsmaske greifen. Diese wirken am besten, wenn die Haut im Vorfeld zum Beispiel mit einem sanften Peeling gereinigt wurde. Masken erfrischen und pflegen die Haut, liefern ihr Nährstoffe und eine Extraportion Feuchtigkeit.

Bei trockener Haut eignet sich eine Avocadomaske besonders. Dazu eine mittelreife Avocado zerdrücken und mit 20–30 ml Hanföl verrühren, bis eine gleichmäßige Masse entsteht. Optional kann man noch ein Eiweiß dazugeben, die vegane Variante ist aber auch ausreichend effektiv. Wenn die Gesichtshaut eher dazu neigt, fettig zu sein, gibt man noch einen Spritzer Zitronensaft dazu. Die Paste wird anschließend auf das Gesicht aufgetragen und sollte ca. 20 Minuten einziehen. Am besten nutzt man die Zeit zum Entspannen mit einer Tasse Tee oder beruhigender Musik. Anschließend das Gesicht gründlich mit Wasser abwaschen und trocken tupfen.

Für sensible Haut kann man eine Maske mit Banane anrühren. Dazu eine kleine reife Banane mit einem Esslöffel Honig, einem Esslöffel Hanfsamenöl und etwa vier Tropfen Rosenwasser vermischen und wie oben beschrieben anwenden.

Für einen frischen Teint nimmt man etwa 100 g Papaya, eine halbe Avocado, einen Teelöffel Hanfsamenöl und einen Teelöffel Honig. Alles gut pürieren und die Maske auftragen. Wer nach der Anwendung nicht die ganze Masse in den Ausguss spülen möchte, kann sie auch zuerst grob mit einem Kosmetiktuch abwischen und dieses anschließend entsorgen.

Gesunde Haare

Neben der Haut können auch die Haare von Cannabissamenöl profitieren. Die enthaltenen Fettsäuren versorgen das Haar mit Feuchtigkeit, zudem kann das Öl die Kopfhaut mit wichtigen Nährstoffen wie Vitaminen versorgen. Dabei kann Hanfsamenöl gleich in doppelter Hinsicht für eine kräftigere Mähne sorgen: Zum einen stimulieren die essenziellen Fettsäuren das Haarwachstum, zum anderen schützt die Gamma-Linolensäure die Kopfhaut vor Trockenheit, was wiederum Haarausfall vorbeugen kann.

Shampoo

Shampoo mit Hanfsamenöl gibt es inzwischen von mehreren Herstellern zu kaufen, lässt sich aber auch zu Hause ohne viel Aufwand selbst herstellen. Eine Variante ist es, ein rohes Eigelb mit etwa einem Teelöffel Hanfsamenöl gut zu verquirlen und dann nach und nach einen Teelöffel Honig unterzurühren. Nach Wunsch können für einen besonderen Duft auch noch ein paar Tropfen ätherisches Öl hinzugegeben werden. Anschließend wird die Mischung in die Haare einmassiert, bis sie überall gleichmäßig verteilt ist. Dann die Haare gründlich mit nicht zu warmem Wasser ausspülen und am besten an der Luft trocknen lassen. Wer Probleme beim Auswaschen hat, kann etwas Zitronensaft hinzugeben, um hartnäckige Reste zu entfernen. Dieser sollte jedoch sparsam verwendet werden, da zu viel Säure die Haare wieder stumpf macht.

Nach dem Auswaschen werden die Haare sich nicht so weich und geschmeidig anfühlen, wie man es von Standardshampoos gewöhnt ist. Diese enthalten Silikone und Parabene, die die Haare umschließen und dadurch leichter kämmbar machen und zum Glänzen bringen. Tatsächlich tragen diese Produkte jedoch nicht zur

Haargesundheit bei. Nach dem Trocknen werden hingegen auch die natürlich behandelten Haare ihren Glanz entfalten und sind gestärkt, um langfristig kraftvoll und gesund zu bleiben.

Wem es suspekt ist, sich ein rohes Ei in die Haare zu reiben, der kann auch ein Shampoo auf Basis von Natur- oder Kernseife herstellen. Diese wird in Späne geraspelt und mit etwa 125 ml warmem Wasser vermischt. Dazu gibt man je einen Teelöffel Hanfsamenöl und Apfelessig. Sollte die Wärme des Wassers nicht ausreichen, um die Seifenflocken ganz aufzulösen, kann man die Mischung in einer Schüssel im Wasserbad so lange weiterrühren, bis eine ebenmäßige Masse entstanden ist. Auch hier kann man für einen angenehmen Duft wieder zu einigen Tropfen ätherischen Ölen greifen. Das Shampoo kann so wie herkömmliches Shampoo verwendet werde, ist allerdings nur wenige Wochen haltbar, weswegen es nicht in zu großen Mengen hergestellt werden sollte.

Das pure Hanfsamenöl lässt sich auch wunderbar als Spülung oder Haarkur verwenden. Dazu vor dem Haarewaschen je nach Haarlänge ca. einen Esslöffel Öl in Haare und Kopfhaut einmassieren, einige Minuten einwirken lassen und dann die Haare wie gewohnt waschen. Als Kur massiert man das Öl nach dem Waschen ins feuchte Haar ein, umwickelt dieses dann am besten mit einem Handtuch und lässt die Kur rund eine Dreiviertelstunde einwirken, bevor man sie mit etwas Shampoo wieder auswäscht.

Bartöl

Auch für Bartträger, die ihre Gesichtshaare pflegen wollen, ist Hanföl eine interessante Option. Bartöl macht den Bart weich, gibt ihm einen leichten Glanz und lässt ihn angenehm riechen. Vor allem aber pflegt das Öl die Haut, indem es sie mit Feuchtigkeit versorgt und beugt so

Schuppenbildung und Hautirritationen vor, die besonders in der Anfangsphase des Wachsens lästig sein können.

Bartöle mit Hanföl gibt es bereits zu kaufen, man kann es aber auch leicht in wenigen Schritten selbst herstellen. Als Trägeröl wird häufig Mandel- oder Kokosöl verwendet. Bei empfindlicher Haut, die oft trocken ist und daher schnell Schuppen bildet, eignet sich Hanföl besonders gut. Dem Basisöl werden dann nach Belieben einige Tropfen eines oder mehrerer ätherischer Öle beigemischt. Was man hier nimmt, hängt ganz vom persönlichen Geschmack ab. Neben fruchtigen Düften, kommen auch Lavendel, Sandelholz, Patschuli, Pinie oder blumige Düfte wie Rose oder Jasmin infrage.

Bartöl sollte bei der Anwendung sparsam eingesetzt werden, da der Bart sonst nass bzw. fettig wirkt. Es reicht aus, ein paar Tropfen zwischen den Händen zu verteilen und anschließend den Bart damit einzureiben – daher sollte man das Bartöl auch eher in geringeren Mengen herstellen. Bei 50 ml Basisöl reichen bereits 10 bis 20 Tropfen Duftöl aus; je nachdem, wie stark der Duft ausfallen soll. Bei vielen ätherischen Ölen ist auf dem Etikett die maximale Menge pro 100 ml angegeben. Diese sollte nicht überschritten werden, da sie unverdünnt oder in zu hoher Konzentration die Haut irritieren und reizen können.

Die verschiedenen Öle werden durch kräftiges Schütteln in einem Fläschchen vermischt und sind dann zur Anwendung bereit. Da das Trägeröl die Haltbarkeit bestimmt, sollte es – wie Hanföl in der Küche – in einem dunklen Fläschchen an einem relativ kühlen Ort und gut verschlossen gelagert werden.

Ölziehen mit Hanföl

Das Ölziehen ist eine jahrhundertealte Praxis, um den Körper von Giftstoffen zu befreien. Über Nacht, wenn wir schlafen, sammeln sich viele Toxine sowie Bakterien und andere Krankheitserreger im Mundraum. Um den Körper von diesen zu befreien, nimmt man einen Esslöffel Öl in den Mund, bewegt es im Mundraum hin und her, saugt es ein und zieht es durch die Zähne. Theoretisch kann jedes Öl zum Ölziehen verwendet werden. Hanföl eignet sich auch hier aufgrund seiner Zusammensetzung aus essenziellen Fettsäuren sehr gut. Der Vorgang sollte mindestens 15 Minuten dauern, damit das Öl alle Giftstoffe und Bakterien aufnehmen bzw. abtöten kann.

Durch das Hin- und Herbewegen des Öls wird das Zahnfleisch massiert und so die Durchblutung angeregt. Dadurch legt es sich wieder enger um die Zähne. Auch wird durch Ölziehen Zahnbelag reduziert und es soll präventiv gegen Karies, Parodontose und Mundgeruch wirken. Durch die entgiftende Wirkung kann zudem der gesamte Organismus gestärkt werden, was zahlreichen Krankheiten vorbeugt.

Idealerweise nimmt man das Ölziehen gleich nach dem Aufstehen, noch vor dem Zähneputzen und auf leeren Magen vor. Nach der Prozedur sollte man das am Ende weißlich gefärbte Öl auf keinen Fall schlucken, sondern wieder ausspucken. Anschließend den Mund mit warmem Wasser ausspülen und wie gewohnt die Zähne putzen. Für die bestmögliche Wirkung integriert man das Ölziehen in die tägliche Morgenroutine; man kann es aber auch immer mal wieder ein paar Wochen am Stück durchführen.

Entspannung

Der Verzehr von Hanfsamen kann also zu einer gesünderen und ausgewogeneren Ernährung beitragen, die insgesamt zu einem besseren Gesundheitszustand und damit verbunden zu mehr Wohlgefühl führt. Neben dem körperlichen Empfinden kann Cannabis sich zudem auch positiv auf das emotionale und geistige Wohlbefinden auswirken, indem es beruhigt, entspannt, zu besserem Schlaf verhilft, die Stimmung hebt und die Gedanken in andere Bahnen lenkt, um so neue Perspektiven zu gewinnen.

Im vorherigen Kapitel haben wir uns hauptsächlich auf die medizinisch hilfreichen Wirkungen von THC konzentriert. Doch THC ist auch für die Rauschwirkung und damit dafür verantwortlich, dass Cannabis juristisch gesehen eine Droge ist und man sich mit dem Konsum rasch im illegalen Bereich bewegt. THC ist dabei kein schlechtes Cannabinoid. Es hat medizinisch gesehen viele hilfreiche Wirkungen. Seine Rauschwirkung macht es jedoch zu etwas Besonderem, und es sollte daher mit Vorsicht verwendet werden.

Tatsächlich kann man aber auch viele positive Eigenschaften der Blüten nutzen, ohne sich berauscht zu fühlen und ohne sich strafbar zu machen. Hier kommt CBD ins Spiel, das seit etwa 2015 einen regelrechten Boom erlebt. Viel dazu beigetragen hat eine Gesetzesänderung in der Schweiz, durch die Cannabisblüten mit einem THC-Gehalt von max. 1 Prozent legal wurden. Der Handel mit sogenannten CBD-Blüten erlebte daraufhin einen riesigen Aufschwung, aber auch CBD-Extrakte wurden immer verbreiteter. Ein Trend, der sich in Deutschland fortsetzte.

Entspannung ist dabei das Hauptargument, mit dem CBD angepriesen wird – wohl, weil es die meisten Menschen anspricht: Ob durch Sorgen, Probleme, Ängste oder einen besonders stressigen Alltag – vielen Menschen fällt es inzwischen schwer, abzuschalten und zur Ruhe zu kommen. Das Gedankenkarussell dreht sich unaufhörlich. Dies führt zu Schlafstörungen, Abgespanntheit oder Erkrankungen.

Um nach einem anstrengenden Tag zur Ruhe zu kommen oder zwischendurch kurz aufzuatmen, greifen viele Menschen zu Alkohol, Tabak, Schlaftabletten oder anderen Beruhigungsmitteln. Dies geschieht mal mehr, mal weniger bewusst und verschafft immer nur temporäre Erleichterung. CBD kann hier eine Alternative sein, denn der Vorteil des Cannabinoids ist, dass es nicht nur bestimmte Symptome lindern kann, sondern auch auf das Endocannabinoid-System einwirkt und die Endocannabinoid-Produktion ankurbelt.

CBD wird gerne als Nahrungsergänzungsmittel betrachtet. Tatsächlich ist der Alltagsgebrauch ohne ärztliche Begleitung nicht immer leicht vom medizinischen Gebrauch abzugrenzen: Wann sind Unruhe und Schlafstörungen nur ein (gelegentliches) Nebenprodukt eines anspruchsvollen Berufsalltages und wann Anzeichen einer zugrundeliegenden Erkrankung? Wie lange kann man Schmerzen eigenmächtig behandeln, und wann ist es Zeit, zum Arzt zu gehen? Wie sehr können Substanzen wie CBD helfen – und wann kommt man um eine tiefergehende Ursachenforschung nicht mehr herum?

Diese Fragen lassen sich kaum pauschal, sondern nur von Fall zu Fall beantworten. Der individuelle Leidensdruck der Betroffenen ist dabei ein ausschlaggebender Punkt. Man sollte sich stets bewusst sein, dass Cannabis zwar Symptome lindern kann, aber in der Regel die Ursachen der Beschwerden nicht aus dem Weg räumt. An den Ursachen des Stresses und eventueller Probleme kann CBD nichts ändern. Hierfür ist eine fundierte Evaluation des Alltags und eine entsprechende Änderung des Lebenswandels nötig.

Andererseits liegt auch nicht jedem Stimmungstief eine ernstzunehmende Krankheit zugrunde. Manchmal kommen einfach nur viele Stressfaktoren ungünstig zusammen, manchmal hat man einfach keine Lust, manchmal muss man anstrengende Phasen einfach durchstehen, um danach aufatmen zu können, und manchmal gibt es auch schlichtweg keinen besonderen Grund.

In diesen Momenten greifen immer mehr Menschen zu CBD-Präparaten. Nachfrage und Absatz steigen kontinuierlich, und es scheint, als avanciere CBD allmählich zu einem Gesundheits- und Lifestyleprodukt. Der Gebrauch wird meist allein – eventuell mit einigen Anwendungshinweisen oder auf Erfahrung beruhenden Empfehlungen von Verwandten oder Freunden – unternommen. Zu beachten gibt es allerdings einiges.

Anwendung von CBD

Informationen über die genaue Anwendung von CBD zu bekommen ist nicht ganz einfach. Zwar müssen als Nahrungsergänzungsmittel deklarierte Produkte Auskunft über die empfohlene Tagesdosis geben, woraus sich diese ergibt, ist bei CBD derzeit jedoch schwer nachzuvollziehen. Hersteller sichern sich mit der Angabe zwar ab – ob die angegebene Menge aber genug ist, oder vielleicht auch schon über dem liegt, was beim jeweiligen Konsumenten ausreichen würde, kann pauschal nicht beantwortet werden. Hinzu kommt, dass viele CBD-Produkte nicht (mehr) als Nahrungsergänzungsmittel deklariert sind (dazu später mehr) und daher keinerlei Einnahmehinweise enthalten.

Viele Konsumenten kaufen CBD, nehmen ein paar Tropfen (oder Kapseln) und erwarten dann eine bestimmte

Wirkung. Stellt sich diese nach zwei bis drei Anwendungen nicht ein, wird es wieder abgesetzt und erklärt, dass es bei einem selbst nicht funktioniere. Vielleicht. Es kann aber auch gut sein, dass CBD durchaus helfen könnte und lediglich die richtige Dosis, Häufigkeit und Dauer der Anwendung oder auch die beste Kombination mit anderen Cannabinoiden und/oder Terpenen noch nicht gefunden wurde.

Wie bei Medikamenten, aber auch bei Kochrezepten oder Kosmetikanwendungen ist bei CBD eine bestimmte Vorgehensweise nötig, damit am Ende das entsprechende Ergebnis erzielt wird. Daher ist es schade, wenn die Betroffenen vorzeitig aufgeben, obwohl ihnen CBD hätte guttun könnte.

Da über die genaue Dosierung, der es bedarf, um zum Beispiel gut einzuschlafen, Menstruationskrämpfe zu lindern oder Angstattacken vorzubeugen, noch zu wenig bekannt ist, kann diese nicht allgemein benannt werden. Auch unterscheiden sich die Präparate in ihrer Zusammensetzung und die individuelle Konstitution der Anwender spielt ebenfalls eine Rolle. Einige Ärzte und Heilpraktiker, die CBD in der Praxis einsetzen, empfehlen ihren Patienten daher, systematisch vorzugehen. Zuerst gilt es zu bestimmen, welche Anwendungsform die richtige ist. Ob man sich für die Aufnahme über den Magen, die Haut oder die Lunge entscheidet, hängt neben der Art der Beschwerden, die man lindern möchte, auch davon ab, ob es zum Beispiel Vorerkrankungen wie Asthma gibt.

Einige Menschen probieren ein paar Tropfen CBD und verspüren nach einer Weile die gewünschte Wirkung. Diese Menschen können sich freuen. Sie haben ihre Dosis auf Anhieb gefunden und können sie einfach beibehalten. Bei vielen Menschen läuft es aber nicht ganz so einfach. Die individuelle Dosierung und Häufigkeit der Anwendung zu bestimmen kann ein längerer Prozess sein und sich über einige Wochen, wenn nicht sogar über ein paar Monate hinziehen.

Um den Überblick zu behalten, wird häufig empfohlen, eine Art Dosis-Wirkung-Tagebuch zu führen. Dabei notiert man in einer Tabelle, an welchem Tag, zu welcher Uhrzeit welche Menge (beispielsweise Tropfen) eingenommen wurde und ob einige Zeit später eine Wirkung eingetreten ist und wenn ja, in welcher Intensität. Es sollte mit einigen wenigen, vielleicht auch nur mit einem Tropfen begonnen werden. Stellt sich die gewünschte Wirkung noch nicht ein, wird empfohlen, die Dosis Tag für Tag oder alle paar Tage zu erhöhen, bis sie sich einstellt.

Mit diesem Vorgehen lässt sich die Dosis systematisch von Tag zu Tag erhöhen, bis man die individuell beste gefunden hat. Ist diese erreicht, sollte man den Konsum nicht weiter steigern, denn Erfahrungsberichten zufolge kann zu viel CBD beispielsweise bei der Schlafförderung genau den gegenteiligen Effekt haben: Während die richtige Menge den Anwender ruhig durchschlafen lässt, kann eine zu hohe Dosis dazu führen, dass die betroffene Person die ganze Nacht kein Auge zubekommt.

Für viele Anwender sind einige Tropfen CBD ausreichend. Einige Menschen benötigen aber auch wesentlich mehr. Dies ist meist dann der Fall, wenn eine ernstzunehmende Erkrankung vorliegt. Dann sollte die Behandlung jedoch mit professioneller, medizinischer Beratung erfolgen.

Doch es müssen nicht immer CBD-Präparate oder Extrakte sein. Ein CBD-haltiger Cannabisblütentee kann manchmal schon ausreichen, um die Gedankenwelt zu entschleunigen und zur Entspannung ein paar Gänge runterzufahren. Damit mehr Cannabinoide ins Teewasser übergehen und vom Körper aufgenommen werden können, empfiehlt es sich wie gesagt, etwas Milch, Sahne oder pflanzliche fetthaltige Alternativen hinzuzugeben. Derartige Tees kann man z. B. online kaufen. Dabei ist darauf zu achten, dass es sich wirklich um Blütentee handelt. Oft findet man auch den Tee aus den Blättern. Dieser schmeckt zwar auch, enthält aber keine oder nur noch Spuren von Cannabinoiden und ist dafür auch preislich um einiges günstiger.

Von professioneller Seite wird Anwendern immer wieder empfohlen, die Geduld nicht zu verlieren. Nicht nur, weil es Zeit braucht, die richtige Menge zu finden, sondern auch weil es bei einigen Beschwerden Tage oder Wochen dauern kann, bis eine Wirkung spürbar ist. Dies ist meist bei Beschwerden der Fall, die den Gemütszustand betreffen. So lässt CBD Panikattacken nicht einfach verschwinden, kann aber mittelfristig darauf einwirken, dass diese seltener auftreten. Mit dem Einwirken auf das Endocannabinoid-System werden Veränderungsprozesse in Gang gesetzt, die Zeit brauchen. Ähnliches sieht man bei einer Hormontherapie oder bei der Behandlung mit Psychopharmaka. Auch hier stellt sich der Effekt nicht von heute auf morgen ein, sondern es kann Wochen dauern, bis erste Besserungen spürbar werden.

Wie bereits erwähnt gibt es unterschiedliche Möglichkeiten das Endocannabinoid-System zu pflegen. Es kann sich daher lohnen, sich nicht nur auf CBD zu verlassen, sondern das Cannabinoid zur Unterstützung bei der Lebensumstellung zu nutzen: mit dem Rauchen aufzuhören, die Ernährung umzustellen, mehr Sport zu treiben oder Entspannungsübungen in den Alltag zu integrieren. Wie CBD dabei förderlich sein kann, wird in Kapitel 5 genauer beschrieben.

Stress

Stress ist in unserem Alltag allgegenwärtig. Daher merken viele Menschen gar nicht mehr, welcher Belastung sie sich täglich aussetzen, und wundern sich eines Tages, woher auf einmal ihre diffusen Beschwerden kommen und warum sie sich immer weniger wohlfühlen. Stress im gesunden Maße ist eine natürliche Reaktion des Körpers, der uns in den Kampf-oder-Flucht-Modus versetzt. In diesem Stadium sind alle Sinne geschärft, und unser Körper kann zu Höchstleistungen auflaufen. Seit Urzeiten reagiert der Mensch so auf Gefahren, die er bekämpfen oder denen er sich entziehen muss. Eine reelle Gefahr ist aber auch irgendwann vorbei, sodass der Körper am Ende wieder in den normalen, entspannten Modus zurückfindet. Genau hier hakt es jedoch häufig im modernen Alltag: Da nur selten akute Gefahrensituationen vorliegen, sondern die Belastung durch Beruf, Familie und Freizeit oft ein dauerhafter Zustand ist, bleibt der Körper in der Anspannung stecken.

Ängste, Unruhe und Erschöpfung sind häufig die Folge von dauerhaftem Stress und Überlastung. Daraus entwickeln sich Symptome wie Rückenschmerzen, Verspannungen oder wiederkehrende Kopfschmerzen. Auf emotionaler und geistiger Ebene können Burnout, Depression oder Angststörungen sowie Panikattacken die Folge sein. Ersten Studien und Erfahrungsberichten nach können sowohl medizinisches Cannabis als auch CBD-Präparate hier Linderung verschaffen. Dabei handelt es sich aber um ernstzunehmende Erkrankungen, die nicht im Alleingang, sondern unter ärztlicher Betreuung angegangen werden sollten.

Um einer krankhaften Entwicklung vorzubeugen, ist es wichtig, achtsam mit sich selbst umzugehen und sowohl Körper als auch Geist die benötigten Ruhepausen zu gönnen. Regelmäßige Entspannungsübungen, Bewegung, Meditation oder autogenes Training können dabei helfen. Wichtig ist jedoch, diese nicht mit dem Anspruch der Selbstoptimierung anzugehen – nach dem Motto »ich entspanne mich jetzt, um später mehr leisten zu können« –, sondern wirkliche Selbstfürsorge zu betreiben. Die Frage: »was brauche ich?«, steht hier im Zentrum. Jeden Tag eine kleine Auszeit einzulegen oder immer mal wieder innezuhalten, um tief durchzuatmen, kann schon einiges bewirken, wenn zu mehr gerade die Zeit fehlt.

Auch CBD-Präparate oder Tees können dabei helfen, dem Stress die Spitze zu nehmen. Dabei wirken diese in erster Linie Stresssymptomen wie Unruhe, Anspannung, dem Empfinden von Sorgen und Ängsten entgegen und können beim Einschlafen helfen. Durch seine Wirkung auf das Endocannabinoid-System kann sich CBD zudem positiv auf den Spiegel des Stresshormons Cortisol auswirken.

CBD-Präparate können auch Entspannungsübungen wie Meditation oder Yoga unterstützen (Näheres dazu in Kapitel 5), indem sie dabei helfen, den Geist zur Ruhe kommen zu lassen, damit man sich besser auf die jeweilige Übung einlassen kann. Dazu gibt es bereits einige Erfahrungsberichte, jedoch noch wenige wissenschaftliche Belege. Letztendlich sind nicht nur die Art, wie man auf Stress reagiert, sondern auch die besten Entspannungsmethoden sehr individuell. Cannabis in Form von CBD- und cannabinoidhaltigen Präparaten, Tees oder auch als Teil einer gesunden, kraftspendenden Ernährung kann hier helfen, wenn es sinnvoll mit anderen Maßnahmen kombiniert wird. Voraussetzung ist jedoch stets eine generelle Evaluation der persönlichen Lebensumstände und eine Suche nach den Ursachen des Stresses.

Schlafen

Schlaf ist für den menschlichen Organismus überlebenswichtig. Der Körper braucht die unterschiedlichen Schlafphasen, um sich zu regenerieren und Erlebtes zu verarbeiten. Zu wenig bzw. gestörter Schlaf führt hingegen zu Konzentrationsstörungen, einer Schwächung des Immunsystems sowie Erschöpfung.

Eine allgemein gültige Empfehlung was die ideale Dauer des Schlafes betrifft gibt es nicht, da die Menge an benötigtem Schlaf von Person zu Person sehr unterschiedlich sein kann. Während einige Menschen mit sechs Stunden gut auskommen, benötigen andere neun bis zehn Stunden, um sich richtig erholt zu fühlen. Auch ist es durchaus nicht ungewöhnlich, hin und wieder nachts wach zu werden – das deutet noch nicht auf Schlafprobleme hin. Am besten schaut man erst gar nicht auf die Uhr, sondern versucht entspannt zu bleiben, damit es mit dem Wiedereinschlafen besser klappt. Dennoch gibt es immer mehr Menschen, die nicht mehr richtig schlafen können. In der Folge fühlen sie sich am nächsten Tag nicht richtig ausgeruht, was ihren Alltag und ihre Stimmung beeinträchtigt.

Geht es um Schwierigkeiten beim Schlafen, so muss zwischen Schlafproblemen und Schlafstörungen unterschieden werden. Letztere beschreiben einen andauernden Zustand, in dem man nachts wach wird und bleibt oder erst gar nicht einschlafen kann und dementsprechend keine Ruhe findet. Zugrunde liegen meist Erkrankungen, die Schmerzen oder großes Unbehagen hervorrufen, aber auch psychische Leiden wie Depressionen oder Traumata. Schlafstörungen sollten gemeinsam mit einem Mediziner und/oder Therapeuten angegangen werden, da es hier vor allem um die Ursachenbehebung geht.

Schlafprobleme lassen sich hingegen meist auf Stress oder emotionale Unruhe, verursacht durch Sorgen, Ungewissheit oder Überforderung, zurückführen. Wenn diese über einen längeren Zeitraum auftreten, greifen viele Menschen zu rezeptfreien Einschlafhilfen oder lassen sich sogar Schlafmittel vom Arzt verschreiben, die jedoch mit unerwünschten Nebenwirkungen einhergehen können. Auch besteht die Gefahr, die Einschlafprobleme längerfristig damit noch zu verstärken, da der Körper sich an die Wirkstoffe gewöhnt.

Es gibt unterschiedliche Forschungsergebnisse darüber, ob Cannabis gegen Schlaflosigkeit helfen kann. Unter anderem scheint hier die gewählte Sorte ausschlaggebend zu sein. Ein Indiz für die Wirksamkeit ist, dass Forscher im US-Bundesstaat Colorado beobachten konnten, dass die Verkaufszahlen für rezeptfreie Schlafmittel deutlich zurückgingen, nachdem Cannabis für den Genusskonsum freigegeben wurde.

Inwieweit die freiverkäuflichen CBD-Präparate oder Tees beim Ein- und Durchschlafen helfen können, wurde bisher nicht wissenschaftlich untersucht. Laut einer Consumer-Reports-Umfrage aus dem Jahr 2019 gaben jedoch zahlreiche Konsumenten an, dass sich die Produkte positiv auf ihren Schlaf auswirken.[17] Ob es wirklich am CBD liegt, kann jedoch nicht mit Sicherheit gesagt werden: CBD-reiche Sorten haben meist auch einen höheren Gehalt des Terpens Myrcen, das ebenfalls dafür bekannt ist, beruhigend und schlaffördernd zu sein. Gleichzeitig kann CBD das Empfinden von Angst oder Unruhe reduzieren, was es dem Körper erleichtert, sich zu entspannen und in den Schlafmodus zu wechseln. Auch hierzu gibt es vorranging persönliche Erfahrungsberichte. Darüber hinaus kann auch Cannabinol (CDN) – das sich verstärkt ausbildet, wenn Cannabis über einen längeren Zeitraum gelagert wird – schlaffördernde Wirkung haben.

Auch wenn zahlreiche Menschen CBD-Präparate zum Einschlafen verwenden, ist es ratsam, neben deren Verwendung auch seine Zu-Bett-geh-Gewohnheiten zu überprüfen. Lässt man den Tag ausreichend ruhig ausklingen? Muss man wirklich abends noch mal die Mails checken? Wie lassen sich Rituale wie ein Entspannungsbad, ein kurzer Spaziergang oder ruhige Musik in den Abend integrieren? Wurde das Abendessen zu einer für einen selbst geeigneten Zeit und in geeigneter Form und geeignetem Umfang eingenommen? Wie steht es mit der Temperatur und ausreichender Dunkelheit im Schlafzimmer? Die Überprüfung dieser und ähnlicher Fragen kann ebenfalls zu einem entspannten Schlaf beitragen und gegebenenfalls die Wirkung von CBD begünstigen. Manchmal kann es dann auch schon reichen, sich einen Cannabisblütentee aufzugießen und diesen in Ruhe zu trinken, um den Abend entspannter ausklingen zu lassen.

Menstruationsbeschwerden, Krämpfe und leichte Schmerzen

Der weibliche Zyklus ist ein zentraler Prozess der Fortpflanzung. Leider geht er für viele Frauen mit unangenehmen körperlichen Symptomen wie Rückenschmerzen, Unterleibskrämpfen, Heißhunger oder Appetitlosigkeit, einem Spannungsgefühl in den Brüsten, Verspannungen, Kopfschmerzen, aber auch psychischen Veränderungen wie Stimmungsschwankungen, Gereiztheit oder depressiver Stimmung, Angst, Schlaflosigkeit oder Antriebslosigkeit einher. Die Symptome sind von Frau zu Frau individuell und können sich auch im Laufe des Lebens immer wieder verändern.

Diese und andere Beschwerden treten vor allem in der zweiten Zyklushälfte sowie während der Regel auf. Während des Zyklus erlebt die Frau hormonelle Schwankungen. Inwiefern diese die Ursache des prämenstruellen Syndroms (PMS) sind und welche Faktoren zusätzlich eine Rolle spielen, ist bis heute nicht abschließend geklärt. Daher weiß man auch nicht, warum manche Frauen stärker als andere unter PMS leiden und warum es so viele unterschiedliche Ausprägungen der Beschwerden gibt.

Der weibliche Zyklus war lange Zeit mit Tabus und Scham behaftet, von denen frau sich Stück für Stück befreit. So werden auch Regelbeschwerden inzwischen immer offener thematisiert, jedoch noch häufig als Teil des Frauseins, den man einfach akzeptieren müsse, abgetan: 2018 gaben die Teilnehmerinnen in einer Befragung von 30 000 Frauen in den sozialen Medien an, dass sie im Schnitt an 23,2 Tagen im Jahr zur Arbeit gehen, obwohl sie unter zyklusbedingten Beschwerden leiden.[18] Nur 20 Prozent gaben an, ihrem Arbeitgeber Regelbeschwerden als Grund für eine Arbeitsunfähigkeit mitzuteilen.

Auch scheint ein großer Teil der Frauen ihre Beschwerden nicht ärztlich behandeln bzw. abklären zu lassen. Dafür spricht, dass 2018 im deutschsprachigen Raum 2,4 Millionen Personen ab dem 14 Lebensjahr in den letzten drei Monaten rezeptfreie Mittel gegen Menstruationsbeschwerden genommen hatten. 2014 waren es noch 1,82 Millionen. Dadurch besteht die Gefahr, dass Schmerzmittel übermäßig verwendet werden, die Betroffenen mehr und mehr emotional darunter leiden und Begleiterscheinungen wie ein chronischer Eisenmangel unbehandelt bleiben.

Auch eine Endometriose kann ein Grund für wiederkehrende starke Schmerzen sein. Bei dieser Erkrankung wächst Gebärmutterschleimhaut außerhalb der Gebärmutter, wobei sie ebenfalls dem Rhythmus des Zyklus unterliegt, aber nicht oder nur schwer vom Körper abtransportiert werden kann, was zu Schmerzen und Entzündungen führt. Schätzungen zufolge ist jede zehnte Frau im gebärfähigen Alter von der Erkrankung betroffen. Viele Frauen wissen selbst jedoch nichts davon.

In der traditionellen Medizin unterschiedlicher Kulturen wurde Cannabis als Mittel gegen Menstruationsbeschwerden eingesetzt. Königin Victoria zählt dabei zu einer der prominentesten Anwenderinnen. Auch in der modernen Medizin scheint Cannabis das Potenzial zu haben, neben Schmerzmitteln, Hormonpräparaten, Antidepressiva oder Vitaminpräparaten Frauen Erleichterung verschaffen zu können. Während für medizinisches Cannabis ein ärztliches Rezept nötig ist, kann ein Versuch mit CBD auf eigene Faust unternommen werden. Aus den oben genannten Gründen empfiehlt es sich dennoch, einen Arzt zu Rate zu ziehen.

Immer mehr Betroffene berichten davon, dass die Einnahme von CBD ihnen hilft, die Krämpfe zu lindern. Dabei kann die orale Einnahme bei akuten Schmerzen helfen. Hier kommen die muskelentspannenden und entkrampfenden Eigenschaften des Cannabinoids zum Einsatz. Auch eine lokale Anwendung in Form von CBD-Zäpfchen konnte zahlreichen Anwenderinnen Linderung verschaffen. Da diese derzeit bei uns noch relativ schwer zu bekommen sind, bleibt Interessentinnen derzeit nur, in Eigenproduktion zu gehen (Anleitung siehe Kapitel 3).

Es gibt ebenfalls Patientinnen, die CBD-Präparate erfolgreich gegen Stimmungsschwankungen einsetzen. Dafür ist jedoch die tägliche Einnahme erforderlich, denn so kann die Substanz die Erhöhung des Anandamidspiegels fördern. Auch die angstlösenden und entspannenden

Eigenschaften von CBD können wesentlich zur Verbesserung des Wohlbefindens beitragen.

Die Erfahrungsberichte scheinen vielversprechend. Da es derzeit jedoch noch an medizinischen Studien mangelt, weiß man wenig über die Dosierung und welche Präparate am geeignetsten sind. Dennoch sollte CBD als Alternative nicht außer Acht gelassen werden, da die Präparate weit weniger Nebenwirkungen haben als andere Medikamente. Auch können sie auf vielen unterschiedlichen Ebenen wirken und so gleich bei mehreren Beschwerden Erleichterung verschaffen.

Ab in die Wanne

Ein heißes Bad wirkt beruhigend und entspannend. Gerade in den kalten und nassen Tagen des Jahres ist es genau das richtige, um die Welt eine Weile draußen zu lassen. Auch bei Muskelkater, Verspannungen oder einer sich anbahnenden Erkältung soll es helfen. Eine Studie der Universität Freiburg fand sogar heraus, dass ein tägliches warmes Bad die Symptome einer Depression lindern kann.[19] 2017 wurde dazu eine Studie mit 45 Teilnehmenden durchgeführt, welche unter Depression litten. Während die eine Versuchspersonengruppe täglich ein Bad nahm, trieb die andere Gruppe zweimal die Woche Sport. Als am Ende des Experiments die Stimmung der einzelnen Teilnehmer gemessen wurde, waren in beiden Gruppen Verbesserungen messbar, wobei diese in der badenden Gruppe deutlich höher ausfielen. Als mögliche Erklärung vermuteten die Forscher, dass das Bad die Körpertemperatur der Teilnehmer ansteigen ließ, wodurch der circadiane Rhythmus – die innere Uhr des Körpers, die bei Menschen mit Depression häufig verschoben oder gestört ist – verbessert werden konnte.

Auch viele Menschen ohne Vorerkrankung empfinden Bäder als wohltuend. Der Effekt kann durch das Verwenden von Badezusätzen wie Schaumbädern, Badesalzen oder Badekugeln noch intensiviert werden. Während Badekugeln in der Herstellung etwas aufwendiger sind, lässt sich Badesalz ohne großen Aufwand selbst herstellen.

Dazu nimmt man je nach Vorliebe grobes oder feines Meersalz oder Epsom-Salz und mischt dies mit ätherischen Ölen. Zum Entspannen eignen sich gut Lavendel, Melisse oder Pinie. Wer eine etwas belebendere Wirkung möchte, kann zu Minze oder Zitrusölen greifen. Man kann die Öle auch mischen. Auf 500 g Salz sollten es insgesamt etwa 40 Tropfen Öl sein, abhängig davon, wie stark man den Geruch möchte. Anschließend etwas Hanföl dazu geben, das die Haut beim Baden vor dem Austrocknen schützt. Für einen zusätzlichen entspannenden Effekt oder bei Hautproblemen kann man noch bis zu 10 ml CBD-Öl dazugeben. Die Mischung anschließend gründlich verrühren, damit sich die Öle gleichmäßig um die Salzkristalle verteilen. Wer möchte, kann auch noch 2 Esslöffel getrocknete Lavendelblüten oder Melissenblätter untermischen. Am besten kann das Salz seine Wirkung entfalten, wenn es in einem gut verschließbaren Glas an einem kühlen und dunklen Ort – also nicht unbedingt im warmen und oft feuchten Badezimmer – aufbewahrt und innerhalb weniger Wochen aufgebraucht wird.

Der rechtliche Status von Cannabidiol

In den letzten Jahren sind in Deutschland immer mehr CBD-Produkte auf den Markt gekommen und erfreuen sich wachsender Beliebtheit, sorgen aber auch für Unsicherheit bezüglich ihres rechtlichen Status. CBD hat ja, im Gegensatz zu THC, keine nennenswerte psychoaktive Wirkung und ist daher nicht im Betäubungsmittelgesetz erfasst. Der Besitz ist damit im Sinne des Strafrechts legal, was aber noch lange nicht heißt, dass es problemlos als Nahrungsergänzungsmittel, Medizin oder in Kosmetika verkauft werden kann. Tatsächlich herrscht in dem Bereich viel Verwirrung, da die EU die Klassifizierung von CBD in den letzten Jahren mehrmals konkretisiert hat. Außerdem liegen aktuell Regularien und Praxis oft weit auseinander.

Im Oktober 2016 wurde Cannabidiol in Deutschland in die Anlage 1 der Arzneimittelverschreibungsverordnung aufgenommen. Der Stoff unterliegt damit als Arzneimittel grundsätzlich der Verschreibungspflicht. Wohlgemerkt: nur als Arzneimittel. CBD, welches beispielsweise als Nahrungsergänzungsmittel deklariert ist, unterliegt dieser Einschränkung nicht. Gleiches gilt für Stoffe wie Vitamin C oder Zink: Als Arzneimittel sind sie rezept- und apothekenpflichtig, während sie in anderer Form im Supermarkt oder in der Drogerie frei erhältlich sind.

Zwischen Nahrungsergänzungsmitteln und Medikamenten gibt es eine klare Trennung und verschiedene Richtlinien, die bei der Deklaration der Produkte eingehalten werden müssen. Für Nahrungsergänzungsmittel dürfen zum Beispiel keine Wirkungs- oder Heilversprechen gemacht werden, weswegen man auf den Packungen häufig keinen Hinweis darauf findet, wofür oder wogegen man sie nehmen soll. Gleiches gilt für CBD: Hersteller müssen sich mit sämtlichen Angaben bezüglich der positiven Eigenschaften zurückhalten und dürfen hinsichtlich dessen nicht beraten.

Solange Cannabisprodukte aus Nutzhanf hergestellt werden und ihr THC-Wert unter 0,2 Prozent liegt, fallen sie nicht unter das Betäubungsmittelgesetz und damit nicht unter das Strafrecht. Der zugelassene THC-Wert in Lebensmitteln ist allerdings wesentlich geringer. Für Öle liegt er bei 0,0005 Prozent (5 ppm), bei allen anderen Nahrungsmitteln bei 0,000015 Prozent (0,15 ppm) und bei alkoholischen und nicht-alkoholischen Getränken sogar bei 0,0000005 Prozent (0,005 ppm). Außerdem müssen weitere Bedingungen erfüllt sein, damit Cannabisprodukte eine entsprechende Zulassung erhalten.

Im Januar 2019 hat die EU-Kommission den rechtlichen Status von Produkten, die Hanf enthalten, konkretisiert. Bereits im Vorfeld hatte die Novel-Food-Verordnung Aussagen zu Cannabis gemacht, blieb aber in vielen Bereichen vage. Nun gilt: Hanfsamen und sämtliche daraus gewonnene Produkte wie Öl oder Proteinpulver fallen nicht unter die Novel-Food-Verordnung, die Blätter, Blüten und Extrakte der Pflanze hingegen schon. Das Gleiche gilt für CBD-Isolate, Produkte, denen CBD beigemischt wurde, sowie Extrakte aus anderen Pflanzen, die Cannabinoide enthalten.

Novel Foods (neuartige Lebensmittel) sind nach gesetzlicher Definition solche Lebensmittel, die vor dem Inkrafttreten der Novel-Food-Verordnung (Ende der 1990er Jahre) nicht in nennenswertem Umfang innerhalb der EU zum Verzehr in den Handel gebracht wurden und daher eine Zulassung brauchen, bevor sie in Verkehr gebracht werden dürfen. Dazu muss entweder nachgewiesen werden, dass das Produkt gesundheitlich unbedenklich ist oder dass es bereits in der Vergangenheit lange von Menschen inner- oder außerhalb der EU genutzt wurde und daher nicht neuartig ist.

Unter die Verordnung fallen unter anderem Substanzen wie Zucker und Fette, deren Struktur modifiziert wurde. Im Novel-Food-Katalog sind zudem Pflanzenextrakte und Extrakte aus Tieren oder Pilzen zu finden und Lebensmittel, die durch ein ungewöhnliches oder neuartiges Verfahren produziert oder damit behandelt wurden, sodass ihre Inhaltsstoffe maßgeblich verändert wurden. Darunter fallen beispielsweise Chiasamen, bestimmte Mikroalgen und einige Zuckerersatzstoffe. Die Unternehmen sind zur Einhaltung der Bestimmungen verpflichtet, wenn sie ein neues Produkt auf den Markt bringen wollen. Dies dient dem Verbraucherschutz.. Für die Überprüfung sind die Lebensmittelaufsichtsbehörden der jeweiligen Bundesländer zuständig.

Derzeit (Stand 2020) verfügt *kein* auf dem deutschen Markt verfügbares CBD-Produkt über eine Novel-Food-Zulassung. Das gilt für CBD-Öle bzw. -Extrakte genauso wie für CBD-Kaugummis, wie man sie in manchen Rossmann-Filialen finden kann. Keines der Produkte ist daher offiziell für den Verzehr zugelassen. Die Behörden gehen allerdings nur langsam gegen Produzenten und Händler vor. Gleichzeitig zögern viele Produzenten, sich um die kostspielige Novel-Food-Lizenz zu bemühen, denn das letzte Wort der EU scheint noch nicht gesprochen. Zwar revidierte die EU-Kommission im Dezember 2020 ihr Vorhaben, CBD als Betäubungsmittel zu klassifizieren, und räumte ein, dass es als Lebensmittel angesehen werden könne, im Zuge der Erwägungen wurden jedoch rund 50 Anträge auf eine Novel-Food-Lizenz pausiert, was für weitere Verzögerungen sorgte.

Grund für das Umdenken der EU-Kommission war das Urteil des Europäischen Gerichtshofs (EuGH), dass CBD nicht als Betäubungsmittel zu werten sei. Im Ausgangsverfahren hatten zwei französische Händler Berufung eingelegt, weil ihnen ein Gericht den Handel mit aus Tschechien importierten CBD-Produkten untersagen wollte. Der EuGH erklärte dies für unzulässig und widersprach damit der Auffassung der EU-Kommission. Nach derzeitigem Stand der Wissenschaft habe CBD keine psychoaktiven Eigenschaften oder schädliche Auswirkungen auf die Gesundheit, lautete die Begründung des EuGH.

Die Expertenkommission für Suchtstoffe der Weltgesundheitsorganisation (WHO) empfahl 2019 die komplette Streichung von CBD-Präparaten aus dem Einheitsabkommen, auch wenn die UN-Suchstoffkommission diesen Vorschlag vorerst ablehnte.

Auch der Verband der Cannabis versorgenden Apotheken (VCA) hielt die Erwägung, CBD als Betäubungsmittel zu behandeln, für überzogen. Der Stoff habe weder eine psychotrope Wirkung noch bestehe die Gefahr einer Abhängigkeit. Diese Eigenschaften müsse eine Substanz jedoch aufweisen, um als Betäubungsmittel eingestuft zu werden, so die Begründung. Der VCA sprach sich allerdings für eine Rezeptpflicht für CBD aus. Auch wenn es noch an Studien fehle, gebe es bereits genug Anhaltspunkte, die auf das medizinische Potenzial von CBD schließen lassen. Daher sei es als verschreibungspflichtiges Arzneimittel einzustufen, um von der Öffentlichkeit auch als solches wahrgenommen zu werden.

Die aktuelle Situation lässt die Hersteller in ihrer Produktbeschreibung kreativ werden. Während einige die mit Pipette versehenen 10 ml Fläschchen als Massageöl deklarieren, sprechen andere auf der Verpackung nur davon, dass das Produkt »phytocannabinoidhaltig« sei, ohne CBD konkret zu erwähnen. Inzwischen ist meist nur noch von »Hanfextrakt« die Rede. Gleichzeitig setzen sich Interessenverbände dafür ein, dass die Regularien erneut überarbeitet werden.

Und die Blüten?

In der Schweiz ist seit 2011 der Anbau und der Verkauf von Cannabisblüten mit bis zu 1 Prozent THC-Gehalt zulässig. Seitdem sind unzählige neue Unternehmen mit ihren Produkten auf den Markt gekommen. Neben CBD-Extrakten erfreuten sich auch Cannabisblüten mit niedrigem THC- und höherem CBD-Gehalt – oft CBD-Blüten genannt – einer wachsenden Abnehmerschaft. Diese werden in der Alpennation als Tabakersatz behandelt und sind inzwischen sogar in Supermarktketten wie Coop oder Lidl erhältlich.

Auch in Deutschland werden die Blüten stetig beliebter und sind in immer mehr auf Cannabisprodukte spezialisierten Läden erhältlich. Die Blüten enthielten hier laut Angaben der Hersteller weniger als 0,2 Prozent THC und seien somit legal, so die Aussage der Händler. Polizei und Staatsanwaltschaft in den jeweiligen Bundesländern sind jedoch anderer Auffassung, weswegen es immer wieder zu Ladendurchsuchungen und Beschlagnahmungen kommt.

Die Ausnahme in der Anlage 1 des BtMG lässt die Produktion von Cannabis nur zu, wenn der THC-Gehalt der Pflanzen bei höchstens 0,2 Prozent liegt UND ein gewerblicher oder wissenschaftlicher Zweck vorliegt, der den Missbrauch ausschließt. Der Ankauf bzw. der Weiterverkauf zum Eigenverbrauch ist per Gesetz ausgeschlossen. Kunden und Händler machen sich laut Staatsanwaltschaft hier gleichermaßen strafbar.

Wenn man in der jüngsten Vergangenheit in der Presse von der Durchsuchung von Hanf- bzw. CBD-Geschäften und der Beschlagnahmung von Produkten gelesen hat, ging es dabei um den Verdacht, dass die Produkte den legalen THC-Grenzwert von 0,2 Prozent überschreiten. Nur dieser Aspekt ist für die Polizei ausschlaggebend, da sie nicht für die Einhaltung von Lebensmittelrichtlinien zuständig ist.

Der Preis von CBD-Blüten im Geschäft liegt nicht selten über 10 Euro pro Gramm. Für die Händler ist das ein gutes Geschäft. Nicht zuletzt deswegen wehren sie sich gegen die Vorschrift oder setzen sich über diese hinweg. Neben der European Industrial Hemp Association (EIHA) spricht sich auch der Deutsche Hanfverband für eine völlige Streichung von Nutzhanf aus dem BtMG aus. Das würde die Stellung der Blüten – so sie denn von offiziellen Nutzhanfsorten stammen – ändern und ihren Vertrieb möglich machen. Auch anderen Branchen wäre damit geholfen. Wann dies umgesetzt wird, ist jedoch derzeit nicht abzusehen.

Ist CBD in Kosmetik legal?

Kosmetikprodukte werden nicht so stark kontrolliert wie Lebens- und Nahrungsergänzungsmittel. Dennoch unterliegen sie strikten Richtlinien, damit die Sicherheit der Verbraucher gewährleistet werden kann. Als Grundlage gilt hier die EU-Kosmetikverordnung, die analog zur Novel-Food-Verordnung nach Verabschiedung sofort in allen Mitgliedsländern gültig geworden ist und von den einzelnen Mitgliedsstaaten in die Praxis umgesetzt wird.

In der Anlage II der EU-Kosmetikverordnung werden alle Substanzen gelistet, die für die Herstellung von Kosmetika verboten sind.[20] Dazu zählen alle im UN-Einheitsabkommen erwähnten Betäubungsmittel.[21] CBD ist in dieser Liste nicht aufgeführt, jedoch lautet die Definition von Cannabis hier: »die blühenden oder fruchtbaren Spitzen der Cannabispflanze (ausgenommen die Samen und Blätter, wenn sie sich nicht an der Spitze befinden), von denen das Harz noch nicht extrahiert wurde«. Wenn also CBD aus den Blüten der Cannabispflanze gewonnen wird, fällt es unter das Verbot und darf nach aktueller Rechtslage nicht in Kosmetikprodukten verarbeitet werden. Lediglich synthetisch produziertes CBD ist für die Herstellung von Kosmetikprodukten zulässig. Wenn die Hersteller neben dem Cannabinoid noch weitere positive Effekte etwa von Terpenen und Flavonoiden nutzen wollten, müssten sie sich diese aus anderen Pflanzen besorgen. Mit Cannabis hätte die Mischung dann nichts mehr zu tun.

Es gibt einige Hersteller, die Kosmetika mit reinem, synthetischem CBD anbieten. Viele Hersteller nutzen aber weiterhin CBD-Extrakte aus der Cannabispflanze, auch um den Entourage-Effekt nicht zu verlieren. Bisher hat diese Praxis in Deutschland nicht für Aufsehen gesorgt, und es bleibt abzuwarten, ob die Behörden die entsprechenden Produkte überhaupt unter die Lupe nehmen werden und gegebenenfalls Konsequenzen ziehen.

Dass aktuell CBD aus der Cannabispflanze nicht in Kosmetik verwendet werden darf, hat nichts mit dessen Qualität oder Sicherheit zu tun, sondern beruht auf einer veralteten Betrachtungsweise, die Cannabis per se als schädliches Rauschmittel stigmatisiert und der Pflanze jeglichen positiven Nutzen abspricht. Viele Entscheidungsträger scheinen sich immer noch schwer damit zu tun, die entsprechenden Regularien auf ihre Sinnhaftigkeit zu überprüfen und zu aktualisieren. Das ist für Vertreter der Branche äußerst unbefriedigend, da es sie zwingt, entweder in einer Grauzone zu agieren oder auf synthetisches CBD zurückzugreifen, auch wenn Verbraucher Wert auf die kompletten, natürlich enthaltenen Inhaltsstoffe der Pflanze legen.

Generell beschäftigt Verbraucher die Frage, was in den Produkten drin ist und ob sie wirklich halten, was sie versprechen. Dass Kosmetika weniger kontrolliert werden als Produkte, die für den Verzehr bestimmt sind, heißt auch, dass die Qualität noch mehr schwanken kann. Sieht man sich die Analysezertifikate verschiedener Hersteller an, so wird auch deutlich, dass die Produkte oft nicht mehr als 0,5 bis 1 Prozent CBD enthalten. Inwiefern das für eine Wirksamkeit ausreicht, steht auf einem anderen Blatt. Es lohnt sich daher, sich im Vorfeld kundig zu machen.

Was sollte man beim CBD-Kauf beachten

Die letzte Einstufung und Spezifizierung von Cannabisprodukten und speziell von CBD-Produkten als Novel Food wurde Anfang 2019 vorgenommen. Damit hätten sämtliche CBD-Tinkturen bis zur entsprechenden Zulassung eigentlich nicht mehr verkauft werden dürfen. Diese zu bekommen ist allerdings aufgrund der damit verbundenen hohen Kosten für Kleinanbieter praktisch unmöglich.

Derzeit sind Organisationen wie die European Industrial Hemp Association (EIHA) darum bemüht darzulegen, dass CBD-Extrakte in ihrer natürlichen Konzentration nicht unter die Novel-Food-Richtlinien fallen, und verweisen dabei auf frühere Einträge im Novel-Food-Katalog. Die Regulierung würde, der Argumentation des Verbandes nach, nur für Produkte gelten, die zusätzlich mit CBD angereichert wurden. Damit soll nicht nur das Bundesamt für Verbraucherschutz und Lebensmittelsicherheit (BVL) überzeugt werden, sondern auch die entsprechenden EU-Gremien zur Revidierung der aktuellen Vorgabe gebracht werden.

Einige Hersteller haben auf die verschärften Regularien reagiert und ihre Produkte (vorläufig) ganz vom Markt genommen. Andere sind bei der Bezeichnung kreativ geworden, indem sie ihre CBD-Öle als Massageöl oder allgemeiner als Kosmetikprodukt deklarieren, um die Novel-Food-Zulassung für Nahrungs- und Nahrungsergänzungsmittel zu umgehen. Auch den Begriff »Aromaöl« findet man häufiger. Während einige Hersteller darauf spekulieren, unter dem Radar zu bleiben, schlüsseln andere gar nicht mehr auf, welche Cannabinoide in der als »Hanföl« bezeichneten Flasche drin sind und erwähnen CBD nur noch in einer Randnotiz. Hier ist besondere Vorsicht geboten, da derartige Fläschchen auch in Apotheken verkauft werden: Während einige noch CBD erhalten, gibt es auch »Hanföle«, die kein CBD enthalten, für die in der Apotheke jedoch ein stattlicher Preis verlangt wird. Daher sollte man bei Unsicherheit beim Verkäufer nachfragen.

Aufgrund der derzeitigen Situation ist leider kein Verlass auf die Angaben auf dem Label. Für die Verbraucher ist es daher nicht einfach, gute Produkte zu erkennen. Daher sollte man auf den Webseiten der Hersteller nach detaillierten Informationen suchen. Auch kann es helfen, im Internet nach Erfahrungsberichten von anderen Anwendern zu suchen, um zu erfahren, welche Produkte bei ihnen die gewünschten Effekte erzielt haben.

Auf einer Verpackung mit gut deklarierten Inhaltsstoffen sollten der Gesamtgehalt von CBD (meist in mg angegeben) und die CBD-Konzentration (in % angegeben) ersichtlich sein. Auch sollte angegeben sein, ob es sich um reines CBD oder ein Extrakt handelt, welches das volle Spektrum an Cannabinoiden und Terpenen enthält. Im Idealfall erfährt der Käufer auch noch, wie hoch der Anteil von CBD und CBD-A (also der noch nicht decarboxylierten Vorstufe von CBD) ist.

Da frei verkäufliche CBD-Präparate keine medizinischen Produkte sind, darf die Packung bzw. der Beipackzettel wie bereits erwähnt keine Aussagen über die Wirkung wie »wirkt entspannend oder schmerzlindernd«, »hilft beim Einschlafen« oder »mindert Ängste« machen. Seriöse Anbieter wissen das und halten sich daran. Hier liegt jedoch auch die Krux bei CBD-Produkten. Die Hersteller dürfen zwar keine Wirkhinweise abgeben, haben jedoch ein großes Interesse daran, dass die Bevölkerung über die positiven Eigenschaften von CBD – wie Entzündungshemmung, Abbau von Stress und Ängsten sowie Schmerzlinderung – informiert ist, damit die Produkte gekauft werden. Wenn die Produkte diese Eigenschaften wirklich hätten, wären sie in den medizinischen Bereich einzuordnen und gehörten – Novel Food hin oder her – nicht in die Gruppe der Nahrungsergänzungsmittel. Folglich sollten sie auch gar nicht als solche verkauft werden, was aber wiederum ihre Verfügbarkeit einschränken würde. Es bleibt abzuwarten, wie die Entwicklung weitergeht.

Welche Produkte gibt es

Die Rechtslage, gerade was die Blüten betrifft, und die Regulierung der Produkte mögen derzeit für Händler und Produzenten eine Hürde darstellen. Die Nachfrage ist jedoch bereits jetzt deutlich vorhanden und steigt, sodass es nur eine Frage der Zeit ist, bis die vorhandenen Schwierigkeiten aus der Welt geschafft werden und sich der Handel und Umgang mit CBD-Produkten vollständig normalisiert.

CBD wird derzeit meist als Tinktur, also als Öl bzw. Ölmischung, angeboten. Dabei wird CBD entweder in Reinform oder als CBD-Extrakt mit einem Trägeröl gemischt. Als Trägeröl wird häufig Hanföl verwendet, aber auch andere Öle wie Kokosöl kommen zum Einsatz. Tinkturen werden meistens in 10- bis 30-ml-Fläschchen mit Pipette, seltener mit Sprühaufsatz, angeboten und sollten aus dunklem Glas oder lichtundurchlässigem Kunststoff bestehen. Die CBD-Konzentration liegt meist zwischen 5 und 10, maximal 20 Prozent.

Während Öle mit CBD-Isolaten nur reines CBD enthalten, sind in Vollextrakten, auch Vollspektrumextrakte genannt, noch weitere Inhaltsstoffe, etwa weitere Cannabinoide wie CBN oder CBG, Terpene und Flavonoide enthalten, die die Wirkung verstärken bzw. beeinflussen können. Im Allgemeinen machen die Anwender mit Vollextrakten bessere Erfahrungen als mit reinem CBD. Letztendlich hängt dies aber auch immer vom individuellen Fall und vom Ziel der Einnahme ab.

Wie auch bei Kosmetikprodukten mit Hanfsamenöl steigt die Anzahl von Salben, Cremes, Balsamen oder Lotionen, die CBD enthalten, zunehmend. Auch hier werden Trägerstoff wie Sheabutter oder Kokosöl mit CBD-Extrakt vermischt.

Inzwischen gibt es auch erste Anbieter, die CBD-Kapseln anbieten. Hier wird das CBD-Öl (Extrakt und Trägeröl) in einer Kapsel eingeschlossen. Dies macht die Einnahme einfach, limitiert Anwender jedoch auch auf eine bestimmte Dosis. Für die individuelle Dosisfindung sind sie daher weniger geeignet.

Im Zuge der zunehmenden Verbreitung von E-Zigaretten bieten einige Händler inzwischen auch Kartuschen mit CBD-E-Liquids an, worauf ich im folgenden Kapitel noch näher eingehen werde.

Hin und wieder findet man auch Nahrungsmittel wie Schokolade oder Gummibärchen, die mit CBD versetzt sind. Verkäufer preisen häufig die positiven Effekte, die sich durch die Kombination von CBD und Kakao verstärken würden. Je nachdem, welche Anbieter und Produkte man vergleicht, ist allerdings der Preis, den man für das enthaltene CBD zahlt, in der Schokolade um ein vier-, fünf-, oder sechsfaches höher als in einer Tinktur. Die Dosierung fällt zudem meist wesentlich geringer aus. Daher sind CBD-Nahrungsmittel vielleicht eine nette Geschenkidee, für die dauerhafte Anwendung aber wohl eher nicht geeignet.

In Deutschland noch weniger zu finden, aber international im Kommen sind zudem CBD-haltige Getränke als neues Lifestyleprodukt. Hier kann man allerdings zu Recht skeptisch sein. Zum einen ist fraglich, ob die enthaltene Menge ausreicht, um sich positiv auf den Körper auszuwirken. Zum anderen zerfallen CBD-Moleküle, wenn sie mit Licht oder Sauerstoff in Berührung kommen. Deswegen werden seriöse CBD-Öle in dunklen, lichtdichten Fläschchen verkauft – mit dem Hinweis, diese an einem kühlen dunklen Ort zu lagern. Eine Wasserflasche, die Tage oder sogar Wochen im gut beleuchteten Supermarktregal gestanden hat, dürfte also kaum noch das gewünschte CBD enthalten.

Die Bezugsquellen

CBD-Produkte wie Tropfen, Sprays, Cremes oder Kapseln sind online über zahlreiche Shops oder direkt bei den jeweiligen Produzenten erhältlich. In immer mehr Städten und Regionen eröffnen zudem Geschäfte, die auf den Verkauf von CBD und anderen Cannabisprodukten spezialisiert sind. Auch einige Apotheken führen CBD-Präparate. Zeitweise wurden CBD-Tropfen auch in einigen Drogeriefilialen angeboten. Diese sind zwar gut erreichbar, allerdings ist die Auswahl hier sehr begrenzt und eine Beratung bleibt aus.

In Ladengeschäften kann man sich beim Verkaufspersonal erkundigen und Empfehlungen erhalten, sollte man sich noch nicht so gut mit der Materie auskennen. Das Personal darf jedoch nicht medizinisch beraten oder Behandlungsanweisungen geben; das Gespräch im Laden ist daher kein Ersatz für eine unter Umständen nötige Konsultation eines Arztes. Händler, die sich auf den Verkauf von Cannabisprodukten spezialisieren, gehen mit der Eröffnung eines Geschäfts gegenüber dem reinen Onlineverkauf ein relativ hohes finanzielles Risiko ein. Sie haben daher ein Interesse daran, ihren Laden erfolgreich über einen langen Zeitraum zu betreiben – was ein Indiz dafür sein kann, dass sie bei ihren Produkten auf Qualität achten und sich als vertrauensvolle Quelle etablieren wollen.

Online ist die Lage meist schwieriger zu durchschauen. Bei Anbietern aus Deutschland gilt der Verbraucherschutz und auch bei Anbietern aus anderen EU-Ländern gelten die EU-Datenschutzrichtlinien. Bei Anbietern aus dem Nicht-EU-Ausland, wozu auch die Schweiz zählt, kann es außerdem passieren, dass das Paket im Zoll hängen bleibt. Bei ausbleibender Lieferung, Beschädigungen oder sonstigen Reklamationen kann es zudem schwieriger werden, seine Verbraucherrechte geltend zu machen.

Onlineshops für CBD-Produkte haben meist mehrere Präparate von unterschiedlichen Produzenten im Angebot. Hier ist der Vorteil, dass man sich einen besseren Überblick verschaffen kann, was aktuell auf dem Markt ist und Preise sowie Inhaltsstoffe direkt vergleichen kann. Allerdings sind die Informationen, die man zu den einzelnen Präparaten bekommt, meist begrenzt.

Wenn man direkt beim Hersteller bestellt, ist die Auswahl hingegen begrenzt. Allerdings kann man auf den jeweiligen Webseiten sehen, ob die Produzenten ihre Produkte regelmäßig auf ihre Inhaltsstoffe testen lassen und wie die Ergebnisse lauten. Dadurch können sich die Kunden einen besseren Überblick über Qualität und Inhaltsstoffe verschaffen.

Qualität der Produkte

Die Qualität von CBD-Präparaten war von Anfang an ein schwieriges Thema. Besonders am Anfang, als die Produkte neu auf den Markt kamen, waren zahlreiche schwarze Schafe unterwegs, die die Leichtgläubigkeit und Hoffnungen der Konsumenten ausnutzten und ihnen minderwertige oder teilweise sogar gefährliche Produkte unterjubelten. Inzwischen hat sich der Markt beruhigt. Einige Produzenten haben sich professionalisiert, andere sind wieder verschwunden. Die Qualität ist insgesamt gestiegen.

Unabhängig von den geltenden Vorschriften gibt es zwischen den verfügbaren Produkten jedoch nach wie vor große Qualitätsunterschiede. Dies haben unterschiedliche Untersuchungen gezeigt. Dabei bestehen im Wesentlichen – nicht nur in Deutschland oder Europa, sondern weltweit – zwei Probleme: Der angegebene CBD-Gehalt entspricht nicht dem, was tatsächlich im Produkt enthalten ist, und die Extrakte enthalten neben den gewünschten Bestandteilen auch schädliche Stoffe wie Pestizide, Düngemittel oder Schimmelrückstände.

Wie verbreitet das Problem ist, zeigt eine Untersuchung des niederländischen Cannabisforschers Dr. Arno Hazekamp, der die Ergebnisse internationaler Laboruntersuchungen von CBD-Produkten zusammentrug und auf dem IACM-Kongress 2019 vorstellte. Bereits vor einigen Jahren wurden in Washington State 75 Cannabisprodukte getestet, die sich auf dem Markt befanden: 44 davon enthielten CBD in nennenswerten Mengen, doch nur 13 davon gaben dies auf dem Label auch an und keiner der angegebenen Werte war korrekt und entsprach der tatsächlichen Menge. Tests in Australien kamen zu ähnlichen Ergebnissen: Hier wurden 38 Ölproben untersucht, die von Eltern eingesendet wurden, deren Kinder wegen Epilepsie behandelt wurden und das Öl bekamen. Viele der Proben enthielten kein CBD, dafür aber THC, welches den Kindern unwissentlich verabreicht wurde.

Untersuchungen aus Tschechien, Großbritannien oder Luxemburg zeichneten ein ähnliches Bild. Häufig waren die angegebenen Inhaltsstoffe gar nicht oder in wesentlich abweichender, meist geringerer Konzentration vorhanden. Dafür enthielten die Produkte Inhaltsstoffe, die nicht auf dem Label standen bzw. auch gar nicht reingehören.

Diese Ergebnisse zeigen, dass seitens der Verbraucher Vorsicht angebracht ist. Egal, ob die Ursache Unfähigkeit oder Absicht ist: Solche Produkte sollten nicht frei verkäuflich sein. Daher braucht es klare Standards und Richtlinien, die entsprechend überprüft werden.

Für Nutzer, die CBD wegen relativ leichter Beschwerden einsetzen, ist dies in erster Linie ärgerlich, weil man als Kunde für sein Geld nicht das Versprochene bekommt, ansonsten muss man aber keine großen Konsequenzen fürchten. Viele Nutzer kaufen CBD-Öl jedoch, um damit die Behandlung verschiedener, teils schwerer Krankheiten zu unterstützen. Spätestens hier können ungenaue Angaben zum echten Problem werden, wenn zum Beispiel die Dosis anderer Medikamente aufgrund der vermeintlichen CBD-Einnahme angepasst wird und es zu einer Unterversorgung kommt, weil kein unterstützend wirkendes CBD vorhanden ist.

Verbraucherzentralen raten daher von der Einnahme von CBD-Produkten ab, da die Produktsicherheit nicht ausreichend gewährleistet sei. Die Neurologin und Psychiaterin Dr. Kirsten Müller-Vahl, die unter anderem in der »Internationalen Arbeitsgemeinschaft Cannabis als Medizin« tätig ist, hält hingegen die Warnung der Verbraucherschützer, aber auch die Versprechen der Hersteller, für überzogen. Die Dosis der frei verkäuflichen Präparate sei schlichtweg zu gering, um nennenswerte Wirkungen und Nebenwirkungen auszulösen, so die Auffassung der Medizinerin. Andere Ärzte hingegen nutzen die CBD-Öle gezielt zur Unterstützung der Behandlung ihrer Patienten.

Auch wenn es noch an Studien mangelt, so gibt es zahlreiche Erfahrungsberichte von Menschen, denen (freiverkäufliches) CBD im Alltag hilft. Solange man in seinen Erwartungen realistisch bleibt, spricht wenig dagegen, die Präparate auszuprobieren, solange diese aus einer vertrauenswürdigen Quelle stammen.

Seriöse Produzenten lassen ihre CBD-Produkte regelmäßig von unabhängigen Laboren wie dem TÜV überprüfen und machen die Ergebnisse – meist über die eigene Webseite – zugänglich. Hier sollten die Mengen der einzelnen Cannabinoide, aber auch von unerwünschten Stoffen wie Schwermetallen oder Pestiziden, angegeben sein.

Auch Bio-Siegel können auf eine höhere Qualität der Produkte hinweisen. Sie sagen zwar nichts über den CBD-Gehalt sowie weitere Cannabinoide und Terpene aus, jedoch bedeuten sie, dass der Nutzhanf, aus dem das Extrakt gewonnen wurde, zusätzlichen Kontrollen unterlag. Außerdem gelten hier niedrigere Grenzwerte für Pestizide, Düngemittel etc.

Dieser Punkt ist nicht zu unterschätzen, denn bei der Extraktion werden nicht nur die gewünschten Stoffe, wie CBD, konzentriert, sondern eben auch enthaltene Schadstoffe. So kann es passieren, dass die Schadstoffwerte im Rohmaterial – den Cannabisblüten – zwar unter den vorgegebenen Grenzwerten liegen, im Endprodukt jedoch eine bedenkliche Konzentration erreichen. Auch wenn es eine Vielzahl solcher Verunreinigungen gibt, so sind die meisten wenigstens leicht zu finden, denn professionelle Analyselabore sind darauf spezialisiert, diese in Nahrungsmittel- oder Medizinpflanzen sowie Lebensmittelölen zu erkennen. Einzig die Tests auf Cannabinoide sind in den meisten Laboren noch nicht standardisiert, da diese nur in Cannabis vorkommen. Dies kann dazu führen, dass unterschiedliche Labore auch nach wiederholtem Testen nicht auf die gleichen Werte kommen, obwohl es sich um eine identische Probe handelt. Dennoch geben die Analysen einen relativ guten Überblick darüber, ob ein Produkt halten kann, was es verspricht.

Kapitel 5: Genuss und Freizeit

Während sowohl der medizinische Gebrauch als auch der Einsatz von Nutzhanf durch das Cannabisverbot über Jahrzehnte weitestgehend zum Erliegen kam, hat sich der Freizeitgebrauch, also der Konsum von (THC-haltigem) Cannabis aus hedonistischen Zwecken, in weiten Teilen der Welt über die gesamte Zeit hinweg gehalten. Ob offen als Teil der 68er-Bewegung oder im Verborgenen im heimischen Wohnzimmer: Der Genusskonsum blieb bestehen, und es entstand eine Szene und gar eine gesamte Industrie, die sich legal, in Grauzonen oder illegal um die Vorlieben der Konsumenten und Produzenten kümmerte.

Auch wenn der praktische Umgang mit Cannabis immer noch illegal ist, so ist er für nicht wenige Menschen Teil ihres Lebens. Weltweit steigen die Konsumentenzahlen stetig, unabhängig vom rechtlichen Status der Pflanze im jeweiligen Land.

Freizeitkonsum von THC-haltigem Cannabis

Die Vereinten Nationen schätzen in ihrem aktuellen Bericht die Zahl der Cannabiskonsumenten weltweit auf 192 Millionen Menschen (Stand 2018).[22] Cannabis ist damit die am häufigsten konsumierte illegale Droge der Welt.

Aufgrund der hohen Nachfrage existiert in Europa ein solider und relativ großer Markt für Cannabis und Haschisch (Cannabisharz). Der EU-Drogenbericht geht von einem jährlichen Verbrauch von gut 2500 Tonnen (Stand 2015) aus.

Laut einer Studie des Deutschen Hanfverbandes (DHV) aus dem Jahr 2018 haben rund 30 Prozent der deutschen Bevölkerung mindestens einmal im Leben Cannabis konsumiert.[23] Die Zahl der regelmäßigen Konsumenten wird auf etwa 4,5 Prozent der Gesamtbevölkerung geschätzt, das sind etwa 3,6 Millionen Menschen. Durch die Illegalität ist es jedoch schwierig, die genauen Zahlen zu ermitteln. Nach Schätzungen des Deutschen Hanfverbands könnte die Dunkelziffer auch bei deutlich über 4 Millionen Menschen liegen. Der Konsum ist bei der Bevölkerungsgruppe zwischen 18 und 24 im Verhältnis besonders beliebt. Mit steigendem Alter nimmt die Zahl der Konsumenten statistisch gesehen ab, aber Cannabiskonsumenten lassen sich nicht auf eine gesellschaftliche Gruppe eingrenzen, sondern sind in allen Altersgruppen, Bildungsleveln und sozialen Schichten zu finden. Auch wenn der Cannabiskonsum gewisse Risiken birgt, so praktiziert die große Mehrheit der Nutzer einen verantwortungsvollen Konsum, der nicht zu psychischen, körperlichen oder sozialen Problemen führt.

Im Jahr 2018 wurde eine vollständige Legalisierung noch von der Mehrzahl der Bevölkerung abgelehnt. Die Zahl der Befürworter steigt allerdings kontinuierlich. Laut der DHV-Studie befürwortet bereits die Mehrzahl der Deutschen, dass der Besitz geringer Cannabismengen zum Eigenverbrauch nicht mehr strafrechtlich verfolgt werden soll. Angesichts der Verfahren, die jährlich eröffnet und dann wieder eingestellt werden, und des Umstands, dass es sich bei der großen Mehrzahl der Delikte nur um kleinere Mengen handelt, würde dies eine enorme Erleichterung für Polizei und Justiz bedeuten.

Ob allein, in einer Gruppe oder zur Feier besonderer Anlässe: Der Konsum von Cannabis erfüllt häufig ähnliche Funktionen wie der von Alkohol. Es geht darum, sich zu entspannen, in Stimmung zu kommen und den Alltag für eine Weile in den Hintergrund treten zu lassen. Vielen Nutzern macht der Konsum einfach Spaß, weil er die positive Wahrnehmung von Aktivitäten – Tanzen, Musik hören, Zeit mit Freunden verbringen, Filme schauen – intensiviert.

Viele Konsumenten ziehen dabei den Cannabiskonsum dem von Alkohol vor, weil sie sowohl den Rausch als auch die Gesellschaft anderer Cannabiskonsumenten als angenehmer empfinden. Andere Gründe sind der ausbleibende Kater am nächsten Morgen oder eine allgemein bessere körperliche Verträglichkeit, denn während Alkohol die Wirkung zahlreicher Medikamente verstärken oder zu unvorhersehbaren Nebenwirkungen führen kann, sind die akuten Wechselwirkungen mit Cannabis wesentlich weniger bedenklich.

Wirkung des Rauschs

Die Wirkung von THC-haltigem Cannabis wird häufig als entspannendes Erlebnis beschrieben. Die individuelle Wirkung hängt dabei von der konsumierten Menge ab und davon, welche Sorte ausgewählt wurde. Wie auch bei anderen bewusstseinsverändernden Substanzen spielen zudem der eigene Gemütszustand und das Umfeld in dem konsumiert wird eine Rolle. Erste Untersuchungen legen zudem nahe, dass Männer und Frauen den Rausch unterschiedlich erleben bzw. ihre Körper unterschiedlich auf Cannabis reagieren.

Unter dem akuten Cannabiseinfluss erleben Konsumenten häufig traumähnliche Zustände und eine Aufhellung der Stimmung. Die Zeit scheint langsamer zu vergehen, und das assoziative Denken wird angeregt. Sinneseindrücke wie Geräusche, Musik, Geschmack oder Gerüche werden intensiver erlebt. Gleichzeitig kommt es zu einer Störung des Kurzzeitgedächtnisses. Konsumenten haben im akuten Rausch zudem Probleme, komplexe Denkaufgaben zu bewältigen. Auch wird die Reaktionsfähigkeit, die Feinmotorik und die Bewegungskoordination vorrübergehend beeinträchtigt. Daher ist zum Beispiel unbedingt von Handlungen wie dem Autofahren abzuraten.

Häufig wird der Rausch in zwei Zustände eingeteilt:

High – in dem Zustand verspüren die Konsumenten oft Euphorie, die sich in freudiger Stimmung oder auch Lachattacken äußern kann. Man fühlt sich voller Energie und Aktivitätsdrang. Dazu gehört auch eine erhöhte Redseligkeit, meist begleitet von einer regen Fantasie und ausschweifenden Gedanken. In sehr hoher Dosis können Konsumenten auch sogenannte Pseudohalluzinationen erleben, also Halluzinationen, die im Gegensatz zu »echten« als nicht real wahrgenommen werden. Der High-Effekt wird meist von Sativa-lastigen Sorten ausgelöst und kann – sollte er als zu heftig oder unangenehm empfunden werden – durch CBD etwas abgemildert werden.

Stoned – wird auch als »couch-lock«, also als das Gefühl, nicht mehr von der Couch hochzukommen, beschrieben. Konsumenten fühlen sich in dem Zustand lethargisch und tiefenentspannt. Der Effekt kommt durch die starke Muskelentspannung zustande und wird wahrscheinlich durch das Zusammenwirken zwischen dem Terpen Myrcen und THC ausgelöst. Auch fühlt man sich müde und schläfrig; die Unternehmungslust nimmt rapide ab. Meist wird dieses Gefühl von Indica-lastigen Sorten ausgelöst. Kreislaufanregende Maßnahmen wie eine kalte Dusche, eine Tasse Kaffee oder frische Luft können hier wieder für etwas mehr Energie sorgen, sollte man den Zustand überwinden wollen.

Hinweis: Im Freizeitkonsum ist die Unterscheidung zwischen Indica- und Sativa-Sorten nicht komplett mit der botanischen Unterscheidung der Ursprungsvarietäten identisch. Es handelt sich bei den heute für den Freizeitkonsum erhältlichen, legalen oder illegalen Sorten stets um Hybride, also Züchtungen, bei denen bestimmte Merkmale stärker bzw. schwächer ausgeprägt sind als bei den Landrassen. So enthalten in der Regel auch Sativa-Pflanzen einen beachtlich hohen THC-Gehalt, und die meisten erhältlichen Sorten haben sowohl Sativa- als auch Indica-Anteile.

Da beim Konsum von Cannabis im Gegensatz zu beispielsweise dem von Alkohol keine Vergiftung im Körper stattfindet, sind die Nachwirkungen wesentlich milder. Einen ausgeprägten Kater muss man am nächsten Tag daher nicht fürchten. Einige Konsumenten fühlen sich am nächsten Morgen vielleicht noch etwas müde oder antriebslos, sind aber ansonsten wieder fit. Cannabis macht auch nicht aggressiv, im Gegenteil. Die entspannende Wirkung sorgt für einen Abbau von Stress und aggressiven Stimmungen. Anders als Alkoholkonsumenten neigen Cannabiskonsumenten auch nicht zur Selbstüberschätzung, sondern legen eher ein vorsichtigeres Verhalten an den Tag, was das Risiko von Unfällen und Verletzungen senkt.

Cannabis als Teil der Jugend- und Popkultur

Bevor Cannabis für den medizinischen und mancherorts für den Genusskonsum zugänglich gemacht wurde, stand es international rechtlich gesehen auf einer Stufe mit anderen Drogen wie Kokain, Methamphetamin oder Heroin. Auch wenn der Gebrauch illegaler Drogen vom Großteil der Bevölkerung als negativ bewertet und verachtet wird und Gelegenheitskonsumenten sowie insbesondere Abhängige stigmatisiert und ausgegrenzt werden, so hatte das Image von Cannabis seit jeher eine Sonderstellung.

In den späten 1960er und frühen 1970er Jahren beeinflusste die Hippie-Bewegung zusammen mit verschiedenen Protestbewegungen der damaligen Zeit entscheidend die massenhafte Verbreitung von Cannabis als Genussmittel in zahlreichen westlichen Ländern. Im Zuge dieser Entwicklung entstanden auch bestimmte Assoziationen mit Cannabis bzw. Cannabiskonsumenten, die sich in der Popkultur manifestierten und teilweise bis heute fortbestehen. Dazu zählen das Bild vom langhaarigen, friedlichen und ziemlich verpeilten Hippie, der im Schneidersitz an seinem Joint zieht, Batik T-Shirts, Dreadlocks oder die Farben der Rastafari Rot, Gelb und Grün.

Die in den 1970er Jahren international wachsende Popularität der Reggae-Musik trug ebenfalls zur Verbreitung und regelrechten Glorifizierung des Cannabis bei. Viele der damals international tourenden Künstler – allen voran Bob Marley – waren Anhänger der Rastafari, für die das Rauchen von Cannabis einen sakralen Akt darstellt. Wie auch bereits zuvor im Jazz der 1920er- bis 1940er Jahre thematisierten zahlreiche Künstler ihren Cannabiskonsum und zelebrierten ihn geradezu.

Der Soziologe und Mitbegründer des Centre for Drug Research der Frankfurter Goethe Universität Dr. Bernd Werse untersuchte in einer Forschungsarbeit aus dem Jahr 2007 die Rolle von Cannabis in Jugendkulturen, als deren Grundstein er die damaligen Ereignisse betrachtete.[24] Diese positive Konnotation des Cannabiskonsums innerhalb der Jugendkultur sei, so Werse, überhaupt erst der Grund, warum junge Menschen Cannabis ausprobierten.

Das Thematisieren des Konsums von Cannabis lässt sich in verschiedenen Musikrichtungen finden, ist aber heute – neben dem Reggae – im Hip-Hop besonders ausgeprägt. Als in den 1990er-Jahren Hip-Hop auch in Deutschland beliebter wurde und weite Teile der Jugendkultur prägte, fanden sich auch hier bald Rapper, wie Samy Deluxe, die den Konsum von Cannabis als festen Bestandteil ihres Künstlerimages propagierten. Auch im internationalen Hip-Hop hat Cannabis nach wie vor seinen festen Platz. Die Entwicklung ging – wo rechtlich zulässig – sogar so weit, dass Rapper wie Snoop Dogg oder Wiz Khalifa ihre eigenen Cannabissorten auf den Markt brachten.

Die Darstellung des Cannabiskonsums ist hier fast durchweg positiv, während andere Drogen wie Kokain und Heroin eher negativ oder zumindest kontrovers betrachtet wurden. Das allgemeine Verbot und die zum Teil öffentliche Zuwiderhandlung war zudem weiterer Bestandteil des Rebellentums, dem durch den Cannabiskonsum Ausdruck verliehen wurde. Dies gilt sowohl für die Künstler als auch für Fans und junge Konsumenten im Allgemeinen.

Werses Forschungsarbeit legt nahe, dass die Darstellung von Cannabis in der jeweiligen Jugendkultur im Zusammenhang mit den Konsumprävalenzen der Anhänger steht. Dies legte eine 2004 durchgeführte Befragung von Schülern im Alter von mindestens 15 Jahren nahe:

Während nur 37 Prozent der Anhänger von Popmusik schon einmal Cannabis probiert hatten, waren es bei Hip-Hop 55 und bei Reggae sogar 76 Prozent. Werse betont, dass es hierbei um gelegentlichen Freizeitkonsum geht. Ein Zusammenhang zwischen »jugendkulturellen Stilvorlieben und problematischen Konsummustern« dürfte kaum vorhanden sein, da Vorbilder für den intensiven Konsum keine Rolle spielen. Hier sind vielmehr die Lebenssituation und die psychische Verfassung der Konsumenten ausschlaggebend.

Nicht nur in der Musik, auch in Filmen und Serien war Cannabis immer wieder präsent. Mit den sogenannten »Stoner Filmen« entstand sogar ein eigenes Untergenre. Komödiantische, unkonventionelle und schräge bis abgedrehte Kifferporträts wie *Cheech and Chong* oder später *Harold and Kumar* und in Deutschland *Lammbock* wurden Kult und begeisterten unzählige Zuschauer.

Inzwischen ist Cannabis wieder so gesellschaftsfähig geworden, dass Fernsehsender und Streaming-Portale ganze Serien zum Thema produzieren lassen. Neben fiktiven Geschichten, wie *Weeds – Kleine Deals unter Nachbarn*, in der eine finanziell in Not geratene Mutter die Familienkasse mit dem Cannabisverkauf aufbessert – oder *Disjointed*, in der die Abenteuer einer Dispensary-Besitzerin erzählt werden, gibt es auch immer mehr Live-Shows. Für besonderes Aufsehen sorgte die US-Fernsehmoderatorin und Köchin der Nation Martha Steward, die zusammen mit Rapper Snoop Dogg die Cannabis-Kochshow *Martha & Snoop's Potluck Party* moderiert.

Diese Entwicklung macht deutlich, dass sowohl der Gebrauch von Cannabis als auch dessen Nutzer in der Öffentlichkeit immer differenzierter wahrgenommen werden. Cannabis ist mehr als nur eine Rauschdroge und besteht aus mehr Bestandteilen als nur THC. In Europa ist der Großteil der Prominenten aufgrund des Verbots noch zurückhaltend, wenn es darum geht, Cannabis und dessen eigenen Konsum zu thematisieren. Dennoch hat die Liberalisierung von Cannabis in Nordamerika bereits dazu geführt, dass auch hierzulande wesentlich öfter, offener und vorbehaltloser über die Pflanze berichtet wird. Mediale Angebote aus den USA werden zudem vermutlich weiter dazu beitragen, dass die Pflanze mehr und mehr ihren Schrecken verliert und Berührungsängste sowie Vorurteile seitens der Bevölkerung, der Unternehmen und der Politik abgebaut werden.

Kreativität

In der Musik wird Cannabis also heute hauptsächlich in den Genres Hip-Hop und Reggae offen thematisiert und konsumiert, was jedoch nicht heißt, dass es nicht auch unter Musikern anderer Genres verbreitet wäre. Tatsächlich hat die Nutzung von Cannabis unter Kunst- und Kulturschaffenden eine lange Tradition. Über Bob Dylan, Bob Marley oder The Beatles und weiter zurück zu Jazzlegenden wie Billie Holiday oder Louis Armstrong. Selbst der Barock-Star Johann Sebastian Bach war dem damals unter dem Namen »Knaster« geläufigen Cannabiskraut zugetan und erwähnte dieses unter anderem in seinem »Notenbüchlein für Anna Magdalena Bach« von 1725.

Auch Schriftsteller wie Mark Twain oder Victor Hugo, Dichter wie Hermann Hesse oder Philosophen wie Friedrich Nietzsche, Georg Wilhelm Friedrich Hegel und Walter Benjamin haben sich Cannabis zunutze gemacht, um ihre Gedanken zu beflügeln. Hier wird immer wieder der 1844 in Paris gegründete »Club des Hachichins« (frz. Club der Haschischesser), der damals von Mitgliedern der intellektuellen Elite gegründet wurde, als Beispiel angeführt. Unter der Anleitung des Arztes Jacques-Joseph Moreau führten die Mitglieder wiederholt Selbstversuche mit einer mit Haschisch zubereiteten Marmelade durch und gaben sich dem Rausch hin.

So erhielt Cannabis in bestimmten Kreisen den Ruf, den Geist anzuregen und die Kreativität zu fördern. Die Vorstellung, dass Cannabis die Fantasie belebt, den Schöpfergeist weckt und Künstlern zur Erschaffung ihrer größten Werke verhilft, steht in Kontrast zum Bild des apathischen, verpeilten Cannabiskonsumenten, der faul auf dem Sofa rumhängt. Welches Bild entspricht nun eher der Wahrheit?

Die Frage lässt sich nur schwer beantworten. Zum einen, weil – wie in so vielen Bereichen – die Cannabisforschung hier noch lückenhaft ist, zum anderen aber auch deswegen, weil sich der Begriff »Kreativität« nur schwer definieren bzw. messen und untersuchen lässt.

Bereits in den 1970er Jahren gaben Teilnehmer einer Studie an, durch Cannabis originellere und kreativere Gedanken zu haben.[25] Bei einer ähnlichen Untersuchung im Jahr 2003 gaben 50 Prozent der Befragten an, der Überzeugung zu sein, dass Cannabis ihre Kreativität beflügelt.[26] Diese subjektive Wahrnehmung hat sich bisher jedoch nur begrenzt in anderen Studien bestätigen lassen. Um die Auswirkung messbar zu machen, untersuchten Forscher in erster Linie, wie sich die Fähigkeit des divergenten Denkens unter Cannabiseinfluss verändert. Divergentes Denken umfasst dabei Fähigkeiten, wie Problemsensitivität, Ideenfluss, Flexibilität oder Originalität, wie sie zum Beispiel beim Brainstorming zum Einsatz kommen. Eine Londoner Studie, die 2012 die Performanz von Menschen messen wollte, die in die Gruppen »gering« und »stark« kreativ eingeteilt wurden, zeigte dabei, dass die eher weniger kreativen Teilnehmer unter Cannabiseinfluss bessere Leistungen erzielten, während sich die Fähigkeiten der kreativen Gruppe nicht merklich verbesserten.[27] Eine weitere Studie, die 2015 in den Niederlanden durchgeführt wurde, legte zudem nahe, dass Cannabis das divergente Denken nur in geringen Dosen fördert: Während die Teilnehmer, die 5,5 mg THC erhielten, durchaus bessere Ergebnisse erzielten, war bei den Testpersonen, die 22 mg erhielten, das Gegenteil der Fall.[28]

Die Aussagekraft beider Studien ist begrenzt. Zum einen untersuchte man in beiden Fällen ausschließlich regelmäßige Konsumenten und keine Gelegenheitsnutzer, zum anderen wurden Aspekte wie Sortenspezifizität und die Wirkung von anderen Cannabinoiden oder Terpenen nicht berücksichtigt. Auch weitere Aspekte, die Kreativität ausmachen, wurden bisher nicht untersucht.

Ein weiterer Aspekt, der aktuell noch Fragen aufwirft, ist das ungeklärte Verhältnis zwischen Ursache und Wirkung. Sind Cannabiskonsumenten kreativer, weil sie Cannabis nutzen, oder nutzen kreative Menschen aufgrund ihrer Persönlichkeitsbeschaffenheit häufiger Cannabis? Ersten Erkenntnissen zufolge könnte durchaus auch Letzteres der Fall sein. Eine Studie der Washington State University (2017) untersuchte Konsumenten und Nicht-Konsumenten im nüchternen Zustand.[29] Während beide Gruppen im divergenten Denken gleichauf waren, erzielten die Cannabisnutzer bei einem Test, in dem konvergentes Denken – das Lösen von klar umrissenen Problemstellungen mit genau einer Lösung – gefragt war, bessere Ergebnisse. Die Forscher führten die größere Kreativität dieser Gruppe auf bestimmte Persönlichkeitsmerkmale zurück, die in der Konsumentengruppe verstärkt auftraten. Dazu zählten größere Offenheit gegenüber (neuen) Erfahrungen, die sich durch eine größere Vorstellungskraft, intellektuelle Neugier und eine Vorliebe für Abwechslung äußert. Diese Voraussetzungen – zusätzlich zu ihrer kreativen Veranlagung – könnten es wahrscheinlicher machen, dass diese Menschen gewillt sind, Cannabis auszuprobieren.

Die Erkenntnis der Studien, dass Cannabis in geringen Dosen bestimmte Aspekte von Kreativität steigern kann, erklären einen neuen Trend, der sich zunehmend in den Regionen ausbreitet, wo Cannabis frei verfügbar ist: Microdosing. Dabei geht es darum, nur eine sehr geringe Menge Cannabis einzunehmen, die den jeweiligen gewünschten Effekt mit sich bringt, ohne die Konsumenten zu berauschen und damit das Funktionieren im Alltag zu beeinträchtigen. Die Praxis hat ihren Ursprung im Silicon Valley, wo Entwickler und Unternehmer nach Wegen suchten, um ihre Produktivität und Leistung zu steigern. Ursprünglich wurde dort vor allem mit psychedelischen Drogen wie LSD experimentiert. Das Prinzip lässt sich jedoch theoretisch auf jede Substanz anwenden.

So kommt es, dass immer mehr Menschen zu CBD- oder auch THC-haltigem Cannabis greifen. Die vorteilhaften Effekte sind noch wenig erforscht. Von Anwendern hört man jedoch, dass Microdosing ihre Konzentration steigert, für mehr Entspannung im Alltag sorgt oder eben die Kreativität ankurbelt. Dabei wird häufig nicht mehr als ein Zehntel der Menge, die einen Rausch verursachen würde, verwendet und meist über Pastillen, Süßigkeiten oder Gebäck eingenommen, da sich hier die genaue Dosis besser portionieren lässt.

Da, wo Cannabis legal ist, finden sich immer mehr Menschen, die die Pflanze nicht wegen des Rausches, sondern wegen ihrer vielen anderen Eigenschaften, die das Potenzial haben, das Befinden zu verbessern, nutzen. Unternehmen richten ihr Angebot dementsprechend an Berufstätige, kreativ Schaffende oder Mütter, die nach

Ansporn oder nach einem Ausgleich von der beanspruchenden Routine suchen. Cannabis ist hier dann keine rauscherzeugende Droge mehr, sondern reiht sich gemeinsam mit Kaffee, Energydrinks oder dem Glas Rotwein am Abend in die Runde der Alltagshelfer ein.

Vapen/Dampfen

In den letzten Jahren hat das Vapen (engl. to vape – (ver)dampfen) stark an Popularität gewonnen. E-Zigaretten, auch Vape Pens genannt, und die dazugehörigen E-Liquids, mit denen man sie befüllt, werden inzwischen in unzähligen Geschmacksrichtungen von diversen Händlern und Produzenten angeboten. Die einst als Ersatz für Tabakzigaretten gedachten Geräte werden inzwischen auch für den Konsum von CBD angeboten.

Beim Dampfen wird im Inneren des Vape Pens die Flüssigkeit auf eine bestimmte Temperatur erhitzt, sodass sie heiß genug ist, um sich in Dampf umzuwandeln, ohne dass ein Verbrennungsprozess stattfindet. Der Dampf wird eingeatmet und die darin enthaltenen Inhaltsstoffe gelangen in die Lunge und werden vom Körper aufgenommen. Allem Anschein nach ist das Vapen wesentlich unschädlicher als Rauchen, da keine giftigen Verbrennungsstoffe entstehen. Das heißt jedoch nicht, dass es vollkommen unbedenklich wäre. Da das Dampfen noch so neu ist, ist kaum etwas über seine Langzeitwirkung bekannt. Die Wissenschaft ist daher noch dabei, die möglichen negativen Folgen des Dampfens zu untersuchen.

Um Verwirrung auszuschließen, ist anzumerken, dass es sich beim Vapen oder Dampfen von CBD nicht um das gleiche wie vaporisieren bzw. verdampfen handelt. Bei der Verwendung eines Vaporizers werden trockene Pflanzenteile erhitzt und die Wirkstoffe in Form eines Aerosols herausgedampft. Beim Vapen werden hingegen die eben erwähnten Flüssigkeiten – CBD-Liquids – verwendet, die neben CBD noch zahlreiche andere Stoffe enthalten.

Der Effekt des CBD-Dampfens deckt sich mit den allgemein für die Inhalation beschriebenen Eigenschaften. Im Vergleich zur oralen Einnahme von CBD setzt die Wirkung schneller ein und ist von kürzerer Dauer. Wie auch bei der Suche nach geeigneten und qualitativ hochwertigen CBD-Tropfen ist es nicht leicht, ein gutes CBD-Liquid zu finden. Gerade bei minderwertigen Präparaten besteht die Gefahr, vermehrt Schadstoffe mit aufzunehmen, weil die Hersteller billige Verdünnungsmittel und andere Zusatzstoffe verwenden, die der Gesundheit nicht zuträglich sind. Produktbewertungen und -vergleiche sowie Erfahrungsberichte im Internet können hier Anhaltspunkte für die Produktwahl liefern. Jedoch sollte man beachten, dass viele Bewertungsplattformen nicht gänzlich unabhängig und damit objektiv sind, da sie ihr Geld häufig über Provisionen von den jeweiligen Händlern verdienen.

Für Raucher, die auf das Ritual des Inhalierens nicht verzichten möchten, mag das Dampfen von CBD-Liquid infrage kommen. Für Menschen, denen es allein um die gewünschten Inhaltsstoffe geht, sind CBD-Extrakte in Form von Tropfen, Sprays oder Kapseln wohl die bessere Alternative.

Sport

Für manche Menschen mag die Kombination von Cannabis und Sport im ersten Augenblick befremdlich wirken. Tatsächlich gibt es jedoch mehrere gute Gründe dafür, sein Training mit Cannabis zu unterstützen. Viele Sportler erleben beim Training das »Runners High«. Das Glücksgefühl, welches die Sportler durchströmt, wird neben den Beta-Endorphinen auch durch die Endocannabinoide erzeugt. Durch das richtige Maß an Belastung kann deren Ausschüttung im Körper gesteigert werden.

Die Gabe von Cannabinoiden kann das Gefühl ebenfalls verstärken, wie eine Studie der University of Colorado im Jahr 2019 bestätigte.[30] Für die Studie wurden 600 Cannabiskonsumenten befragt, 500 davon gaben an, Cannabis vor oder nach dem Training einzusetzen. Diejenigen, die dies taten, trainierten im Schnitt länger als die Nicht-Konsumenten. 70 Prozent der Befragten, gaben außerdem an, dass Cannabis den Sportgenuss steigere und knapp 80 Prozent, dass es »die Erholung nach dem Training verbessert«.

Die Forschung legt zudem nahe, dass die muskelentspannenden und entzündungshemmenden Eigenschaften der Pflanze bei der Regeneration nach dem Sport helfen und diese beschleunigen können. CBD oder THC nach dem Sport kann zudem Schmerzen lindern und eine schnellere Wiederaufnahme des Trainings ermöglichen. Doch auch hier ist wieder Vorsicht geboten: Das Überdecken von Symptomen, wie die Betäubung von Schmerzen, behandelt nicht deren Ursachen. Anhaltende Beschwerden deuten oft auf eine zugrunde liegende Verletzung oder Krankheit hin, und diese zu ignorieren und unbehandelt zu lassen kann zu einer weiteren Schädigung der betroffenen Körperregion führen.

Wer viel Sport treibt, achtet in der Regel auch auf seine Ernährung und sollte dies auch tun: Sportler haben nicht nur einen erhöhten Energiebedarf, sondern benötigen auch ausreichend Mineralien und andere Nährstoffe. Hanfsamen können hier eine sinnvolle Ergänzung auf dem Speiseplan sein, um dauerhaft fit zu bleiben. Die kleinen

Nüsse bieten dabei gleich mehrere Vorteile. Die enthaltenen Mineralien und Vitamin E tragen dazu bei, dass sich die Muskeln nach dem Training schneller regenerieren können. Die beschriebenen Fettsäuren fördern zudem die Steigerung des Testosteronspiegels, was dafür sorgt, dass der Körper schneller Muskeln aufbauen kann und der Trainingserfolg so schneller und deutlicher spürbar wird. Die kleinen Nüsschen enthalten außerdem viele Proteine, die ebenfalls für den Muskelaufbau benötigt werden, liefern viel Energie und sind durch den hohen Ballaststoffgehalt sättigend, wodurch sie sich für eine mit Sport verbundene Diät eignen.

Cannabis wurde im Jahr 1999 auf die Verbotsliste der Welt-Anti-Doping-Agentur gesetzt. Zwar habe THC keine leistungssteigernden Eigenschaften, der Konsum könne allerdings die Risikobereitschaft erhöhen, da Ängste gehemmt werden, so die Begründung. Während THC nach wie vor auf der Liste steht, wurde CBD im Jahr 2018 gestrichen und darf somit auch im Profisport zum Einsatz kommen. Das erfreut besonders Athleten, die CBD als Alternative oder in Verbindung mit opioidhaltigen Schmerzmitteln einsetzen. Die schmerzstillenden, entkrampfenden und entzündungshemmenden Eigenschaften des Cannabinoids können vielen Sportlern bei der Regeneration und Erholung von Verletzungen helfen. Die Entwicklung von CBD-Präparaten speziell für Sportler und die Tatsache, dass internationale Sportveranstaltungen immer häufiger von CBD-Produzenten gesponsert werden, weisen darauf hin, dass für Hersteller und Anwender in dem Bereich ein großes Potenzial liegt.

Cannabis bei Sportverletzungen

Je professioneller man Sport treibt, desto größer wird die Gefahr von Sportverletzungen oder Unfällen, da der Körper permanent an seine Leistungsgrenze getrieben wird. Menschen, die jahrelang Profisport betrieben haben, sind nach ihrer Karriere nicht selten auf zahlreiche, teilweise sehr starke Schmerzmittel angewiesen, um ihren Alltag einigermaßen normal bestreiten zu können.

Ob kaputte Gelenke, Bandscheiben oder chronisch traumatische Enzephalopathie (CTE): Die unschönen Seiten des Leistungssports sind für die Betroffenen eine große Belastung. Bei CTE handelt es sich um eine neurale Dysfunktion, die durch häufige Schläge oder Stöße (wie beim Boxen oder Football) verursacht wird. Mit ihr geht das Absterben von Nervenzellen einher, deren Blutversorgung durch die heftigen Erschütterungen unterbrochen und dauerhaft geschädigt wird. Zu den Symptomen zählen unter anderem Aggressivität, Depressionen, Aussetzen des Kurzzeitgedächtnisses, Nachlassen der Konzentrationsfähigkeit, Kopfschmerzen, Sprachschwierigkeiten und Gedächtnisverlust bis hin zu Demenz sowie Paranoia.

Erste Studien an Mäusen konnten zeigen, dass Cannabis zur Regeneration von Gehirnzellen beiträgt, auch eine 2012 in Israel durchgeführte Studie wies darauf hin, dass Cannabis in geringen Dosen die Regeneration von Hirnverletzungen fördert. Untersuchungen geben zudem Hinweise darauf, dass THC und CBD Nervenzellen schützen und das Absterben von Gehirnzellen hemmen können. Dass viele Sportler erst nach Ende ihrer Karriere damit anfangen, sich mit Cannabis zu behandeln, liegt zum großen Teil auch daran, dass Sportverbände, wie die National Football League (NFL), Cannabis nicht als Medikament einstufen und Sportler, denen THC im Blut nachgewiesen wird, sperren.

Cannabis und Yoga

Es muss nicht immer Leistungs- oder Ausdauersport sein – auch bei wesentlich ruhigeren Körperübungen hat sich die Nutzung von Cannabis bewährt. Körper- und Entspannungsübungen wie Yoga oder Meditation werden in der westlichen Welt seit Jahren immer beliebter. Durch die wachsenden Anforderungen, die ständige Erreichbarkeit und die Beschleunigung des Alltags entsteht bei immer mehr Menschen das Bedürfnis nach einem Ausgleich. Es geht darum, den Alltag in den Hintergrund treten zu lassen, zur Ruhe zu kommen und mit Körper und Seele in Verbindung zu treten. Yoga entspannt und verbessert die Beweglichkeit. Gleichzeitig konnten Studien belegen, dass durch Meditation im Gehirn Serotonin ausgeschüttet wird, welches uns Gelassenheit und Zufriedenheit fühlen lässt.

Neben dem traditionellen Yogaunterricht werden auch immer mehr, teils komisch anmutende Variationen wie Bieryoga – das inzwischen in zahlreichen deutschen Städten angeboten wird – oder Yoga mit Tieren – die wohl eher als Eisbrecher denn als tatsächliche Trainingshilfe fungieren – angeboten. Fachkundige streiten darüber, ob es sich dabei wirklich noch um Yoga handelt oder ob diese »Extras« auf dem Weg zur Erkenntnis und inneren Balance nicht eher hinderlich sind. Einige argumentieren, dass es beim Yoga gerade darum geht, einen klaren Geist zu kultivieren – bewusstseinsverändernde Substanzen oder Heavy Metal (eingesetzt beim Wut-Yoga) stünden dem entgegen.

Letztendlich kommt es für die meisten Anwender aber eher auf das Ergebnis als auf die Form an. Einigen mag zudem der Einstieg leichter fallen, wenn sie ein Kaninchen oder Ziegenbabys an ihrer Seite haben oder ein kühles Helles auf dem Kopf balancieren dürfen. Und letztlich ist es ja eine gute Sache, wenn sich das Körperbewusstsein des Yoga mit Ausgelassenheit und Freude kombinieren lässt.

Auch die Kombination von Cannabisblüten und Yoga sowie Meditation erfreut sich in Nordamerika wachsender Beliebtheit. Was dort als neuer Trend angeboten wird, hat in der Kultur der Hindu jedoch eine jahrhundertelange Tradition, und auch die Rastafaris nutzen seit Beginn ihrer Bewegung Ganja (Cannabisblüten) zur Unterstützung ihrer Meditation.

Menschen, die Yoga unter Cannabiseinfluss praktizieren, berichten von einem größeren Entspannungsgefühl. Die Gedanken kommen zur Ruhe, gleichzeitig sei es einfacher, sich auf seinen Körper und die Atmung zu konzentrieren. Ängste ließen nach, und die Reduktion von Schmerzen helfe den Betroffenen, sich mehr auf die Übungen und weniger auf die Schmerzen zu konzentrieren. Die bewusstseinserweiternden Effekte ermöglichten zudem eine tiefere Meditation und ein stärkeres Gefühl der spirituellen Verbundenheit mit der Gemeinschaft, dem Universum oder einem höheren Wesen. Rastlosen Menschen würde so erleichtert werden, zur Ruhe zu kommen, und zudem würden Hemmungen, die zum Beispiel entstehen können, wenn man Yoga zusammen mit anderen Menschen macht, abgebaut.

Hierzulande findet Cannabis-Yoga derzeit nur in kleinen, privaten Gruppen oder allein zu Hause statt, da die aktuelle Gesetzeslage keine offen abgehaltenen Kurse zulässt. Es gibt allerdings erste Angebote, die CBD in die regelmäßige Yogapraxis integrieren. Auch hier geht es darum, die entspannenden, beruhigenden und entkrampfenden Eigenschaften des Cannabinoids zu nutzen und so das Yogaerlebnis zu intensivieren. CBD kann Menschen dabei helfen, während der Yogaübungen schneller zur Ruhe zu kommen und sich ganz auf die Bewegungen und die Atmung zu konzentrieren.

Sexualität

Cannabis wird seit Jahrtausenden als Heilpflanze verwendet – und wahrscheinlich ebenso lange als Aphrodisiakum. In den vedischen Schriften, die zu den ältesten Indiens zählen und in denen die Praxis des Ayurveda – das Wissen vom Leben – festgehalten wurde, wird Cannabis als die Pflanze von Shiva beschrieben. Sie wird mit Heilung und Erotik verbunden. Auch in der indischen Tantra-Philosophie war der Gebrauch von Cannabis während verschiedener Rituale und Feste üblich, und bei den alten Germanen wurde, der Überlieferung zufolge, Cannabis zur Steigerung der sexuellen Lust angewendet.

Lustempfinden

Bemerkenswerterweise findet man in der Geschichte aber auch immer wieder Hinweise darauf, dass Cannabis zur Unterstützung einer asketischen Lebensweise eingesetzt wurde und dazu, sexuelle Lüste zu unterdrücken. Dazu passt ein Experiment, das 1972 an männlichen Ratten durchgeführt wurde.[31] Diesen wurden hohe Dosen THC verabreicht – mit dem Ergebnis, dass ihr Paarungsverhalten langsamer vonstattenging. Dies äußerte sich unter anderem darin, dass es im beobachteten Zeitraum zu weniger Samenergüssen kam. Da die Motorik der Ratten unverändert blieb, schlossen Forscher darauf, dass die Ursache in einem Motivationsmangel liegen müsse.

Eine Befragung von Studenten zwei Jahre später ergab jedoch, dass sowohl männliche als auch weibliche Befragte eine Steigerung des sexuellen Verlangens nach dem Cannabiskonsum verspürten. Entscheidend war hier die Dosis: Bereits nach zwei Joints sank die Steigerung der Lust wieder. Der Befund, dass (zu) hohe Dosen kontraproduktiv für das sexuelle Verlangen sind, deckt sich also mit dem Rattenexperiment.

Eine jüngere Studie der Stanford University (2017) mit rund 50 000 Teilnehmern zeigt, dass Frauen und Männer, die Cannabis monatlich bzw. wöchentlich oder täglich verwendeten, deutlich häufiger Geschlechtsverkehr hatten als die Kontrollgruppe.[32] Zwar besteht kein kausaler Zusammenhang zwischen Cannabis und Sex, die Ergebnisse deuten jedoch darauf hin, dass Cannabis die Libido günstig beeinflusst.

Zwei Jahre später untersuchten Wissenschaftler zudem, wie Cannabis das Erleben von Sex bei Frauen verändert. Im Ergebnis nahmen Frauen, die zuvor Cannabis konsumiert hatten, den Sex als befriedigender wahr und gaben öfter an, zum Orgasmus gekommen zu sein.

Auch wenn die Untersuchungen noch lückenhaft sind, so scheint der moderate Konsum von Cannabis doch seinem Ruf als Aphrodisiakum gerecht zu werden. Doch letztlich besteht sexuelle Lust aus mehr als quantitativ oder körperlich wahrnehmbaren Faktoren. Die emotionale Ebene spielt eine mindestens ebenso große Rolle. Ist die Lust auf Sex oder die Fähigkeit, diesen zu genießen, gestört, hat dies häufig psychische bzw. emotionale Ursachen wie etwa Stress oder Ängste im Alltag oder Probleme in der Beziehung. Um diese aus der Welt zu schaffen, bedarf es dann häufig einer Veränderung der äußeren Umstände, eines anderen Lebenswandels oder einer Paartherapie. Der Sexologe und Paarcoach Dr. Nick Karras ist der Überzeugung, dass Cannabis auch dabei helfen kann. Seine Erkenntnisse fasste er in dem Buch

The passionate High zusammen. In seinen Sitzungen leitet er Paare gezielt an, sich durch den Konsum von Cannabis in Mikrodosen wieder an die Anfangsphase ihrer Verliebtheit zu erinnern und ihre Beziehung aus einem neuen Blickwinkel zu betrachten. Dabei geht es um eine bewusstere Wahrnehmung der eigenen Gefühle und deren Ursachen und das verstärkte Empfinden von Empathie. Auch ist es wichtig, dass der Cannabisgebrauch mit einer klaren Intention einhergeht, die in den Sitzungen umgesetzt bzw. erreicht werden soll.

Neben der Aufnahme über die Lunge gibt es inzwischen auch einige Gleitgels und Intimöle auf Cannabisbasis. Während in Nordamerika Mixturen auf dem Markt sind, die auch THC enthalten, werden im deutschsprachigen Raum erste Gehversuche mit CBD unternommen. Diese sollen stimulierend auf den Genitalbereich wirken und die Durchblutung fördern. Theoretisch kann man Gleitgel auch selbst herstellen, hier gibt es jedoch einiges zu beachten. Hin und wieder werden Speiseöle wie Kokosöl für die Herstellung empfohlen. CBD-Öl ließe sich damit gut mischen, jedoch kann das Öl in der Vagina Irritationen auslösen. Außerdem vertragen sich ölhaltige Gleitmittel nicht mit Kondomen. Als Alternative kann Aloe Vera verwendet werden. Auch die Mischung aus 15 g Gylcerin, einem Esslöffel Xanthan (als Verdickungsmittel) und einem Gramm Fluidlecithin Super (als natürlicher Emulgator) vermischt mit 35 ml Wasser (abgekocht oder aus der Flasche) ist ein gängiges Rezept für Gleitgel. Die Substanzen erhält man zum Beispiel in der Apotheke. Dazu, wie viel CBD-Öl man benötigt, können hier jedoch keine verlässlichen Angaben gemacht werden.

Auch die Anwendung von CBD-Tropfen soll sich positiv auf das Liebesspiel auswirken. Die entspannende und angstlösende Wirkung soll es den Anwendern erleichtern, sich fallen zu lassen und den Moment voll und ganz zu genießen. Anekdotische Berichte und erste Nutzerbefragungen liefern Indizien dafür, dass Nutzer Sex unter CBD-Einfluss als gelöster und angenehmer empfinden.

Wirklich gut erforscht ist der Bereich jedoch nicht. Auch gibt es bisher keine Anhaltspunkte zum Thema Dosis, positive Wechselwirkungen mit anderen Inhaltsstoffen der Pflanze und anderen ähnlichen Indikatoren. Das subjektive Erleben kann daher sehr unterschiedlich ausfallen. Momentan bleibt Anwendern daher wenig anderes übrig, als eigene Erfahrungen zu sammeln. Zumindest, was CBD-Präparate angeht, sollte dies kein großes Risiko beinhalten. Bei THC-haltigem Cannabis sollten neben den möglichen körperlichen und psychischen Wirkungen auch die möglichen rechtlichen Konsequenzen, die mit der Beschaffung und dem Besitz einhergehen, in Betracht gezogen werden.

Fruchtbarkeit

Mit der Entdeckung des Endocannabinoid-Systems und der körpereigenen Cannabinoide in den 1990er-Jahren gewann die Wissenschaft auch neue Erkenntnisse über die menschliche Sexualität. So entdeckte man, dass die Fortpflanzung nicht nur von den Geschlechtshormonen Östrogen und Testosteron beeinflusst wird, sondern dass das Endocannabinoid-System dabei ebenfalls eine entscheidende Rolle spielte. Endocannabinoide lassen sich in allen Körperflüssigkeiten finden, die für die Fortpflanzung notwendig sind. Dazu gehören Samenplasma, Fruchtwasser und später dann die Muttermilch.

Auch in den an der Fortpflanzung beteiligten Organen wie Hoden, Prostata, Eierstöcken, Gebärmutter und Plazenta sind Endocannabinoide zu finden. Speziell das

Endocannabinoid Anandamid ist im weiblichen Organismus an der Regulierung der Motivation zur Fortpflanzung, der Funktionstüchtigkeit von Eizellen sowie dem Ablauf der Befruchtung, dem Transport im Eileiter, der Einnistung und der Schwangerschaft beteiligt. Für die Beweglichkeit der Spermien scheint Anandamid ebenfalls eine Rolle zu spielen. So wurde in der Samenflüssigkeit von Männern, deren Spermien eine krankhaft verringerte Beweglichkeit aufwiesen, eine sehr viel geringere Anandamidkonzentration gefunden als bei gesunden Männern.

Der Umstand, dass das Endocannabinoid-System so sensibel auf äußere Einflüsse reagiert, legt nahe, dass der Konsum von Cannabis den Fortpflanzungsprozess beeinflussen kann. Wie dies genau vonstattengeht und welche konkreten Auswirkungen auf die Fortpflanzung bestehen, ist derzeit allerdings für beide Geschlechter nur in Ansätzen erforscht.

Eine Untersuchung in Dänemark mit über 1200 männlichen Teilnehmern ergab 2015, dass regelmäßiger Cannabiskonsum den Testosteronspiegel erhöht.[33] Gleichzeitig beobachteten Wissenschaftler, dass sich die Anzahl und Qualität der Spermien durch den Konsum verringerte: Bei Rhesusaffen, denen fünf Jahre lang THC gegeben wurde, verschlechterte sich deren Reproduktionsrate. Dieser Effekt war jedoch reversibel. Zudem stellte man bereits Anfang der 1990er-Jahre fest, dass Anandamid bei Seeigeln die Befruchtung der Eizelle durch ein Spermium hemmt.

Cannabiskonsumenten wird daher oft empfohlen, mit dem Konsum zu pausieren, wenn ein Kinderwunsch besteht. Wirklich belastbare Studien am Menschen stehen allerdings noch aus. Auch wurde hauptsächlich die Wirkung von THC untersucht, aber andere Inhaltsstoffe der Pflanze können genauso auf den menschlichen Körper wirken. Im Gegensatz zu Cannabinoiden wie THC können etwa Flavonoide, wie sie auch im Hopfen vorkommen, ähnlich wie Östrogen wirken und zum Beispiel das Testosteron unterdrücken.

Die negativen Konsequenzen des Cannabiskonsums auf die Fortpflanzung werden oft auf einen Eingriff in den Hormonkreislauf zurückgeführt, der die Bildung von funktionstüchtigen Spermien hemmen und den weiblichen Zyklus durcheinanderbringen könne. Bei langfristigen Cannabisnutzern ist dieser Effekt aufgrund der Toleranzentwicklung des Körpers allerdings nicht mehr nachweisbar.

Die Auswirkungen auf den weiblichen Organismus in Bezug auf die Fortpflanzung sind noch weniger erforscht, auch deshalb, weil Studien an Schwangeren ethisch problematisch sind. Eine Studie aus dem Jahr 1994 mit jamaikanischen Müttern und ihren Neugeborenen, die über fünf Jahre begleitet wurden, konnte jedoch keine nennenswerten Nachteile oder Schädigungen im Vergleich zu den nicht-konsumierenden Müttern feststellen.[34] Bei anderen Untersuchungen wurde bei den Kindern konsumierender Mütter hingegen ein geringfügig niedrigeres Geburtsgewicht festgestellt. Allgemein scheinen sich andere Risikofaktoren und bestimmte Lebensumstände jedoch wesentlich stärker auf die Entwicklung der Babys auszuwirken als der Konsum von Cannabis.

Trotzdem wird werdenden Müttern eher vom Konsum abgeraten, da das Feld noch zu unerforscht ist. Wird Cannabis aus medizinischen Gründen konsumiert, muss letztendlich die gleiche Risikoabwägung durch den Arzt erfolgen wie bei allen anderen Medikamenten auch.

Cannabis im Betäubungsmittelgesetz

Cannabis, welches zu nicht medizinischen Zwecken angewendet wird, ist wie bereits mehrfach erwähnt in Deutschland verboten. Die Pflanze wurde in das Opiumgesetz aufgenommen, das 1930 in Kraft trat. Das Gesetz war der Vorgänger des Betäubungsmittelgesetzes (BtMG), welches in seiner überarbeiteten Fassung seit 1981 den Umgang mit Betäubungsmitteln regelt.[35] Das Gesetz unterscheidet zwischen drei Kategorien:

1. *Nicht verkehrsfähige* Betäubungsmittel, deren Handel und Abgabe verboten sind (z. B. Heroin, Kokain, LSD).
2. *Verkehrsfähige, aber nicht verschreibungsfähige* Betäubungsmittel, deren Handel zwar erlaubt, deren Abgabe an Endverbraucher jedoch verboten ist (z. B. Kokablätter).
3. *Verkehrsfähige und verschreibungsfähige Betäubungsmittel*, die von Ärzten auf ein Betäubungsmittelrezept verordnet werden können (z. B. Morphin oder Ritalin).

Welche Substanzen in welche Kategorie fallen, wird in Anlage 1 bis 3 des BtMG aufgelistet. Die Paragrafen 29, 29a, 30 und 30a regeln des Weiteren den Umfang des Strafmaßes, je nach Straftat.

»Cannabis (Marihuana, Pflanzen und Pflanzenteile der zur Gattung Cannabis gehörenden Pflanzen)« ist seit März 2017 in der Anlage III des BtMG aufgeführt, allerdings nur, wenn es aus einem Anbau stammt, der zu medizinischen Zwecken unter staatlicher Kontrolle erfolgt und in Form von Zubereitungen, die als Arzneimittel zugelassen sind.[36] Für Cannabis aus Eigenanbau, vom Schwarzmarkt oder solches, das aus dem Ausland eingeführt wurde, hat sich die Gesetzeslage nicht geändert: »Cannabis (Marihuana, Pflanzen und Pflanzenteile der zur Gattung Cannabis gehörenden Pflanzen)« und »Cannabisharz (Haschisch, das abgesonderte Harz der zur Gattung Cannabis gehörenden Pflanzen)« werden weiterhin in der Anlage I für nicht verkehrsfähige Betäubungsmittel geführt. Eine Ausnahme ist hier lediglich der landwirtschaftliche Anbau, auf den ich später noch genauer eingehen werde.

Das Gesetz legt eindeutig fest, dass der unerlaubte Anbau bzw. die unerlaubte Herstellung von Betäubungsmitteln sowie das Handeltreiben damit Straftaten sind. Außerdem macht sich strafbar, wer Betäubungsmittel »ohne Handel zu treiben, einführt, ausführt, veräußert, abgibt, sonst in den Verkehr bringt, erwirbt oder sich in sonstiger Weise verschafft«. Der Konsum an sich ist allerdings nicht verboten, was immer wieder für Verwirrung sorgt.

Das Gesetz macht keinen Unterschied zwischen Cannabis und anderen Drogen. Die Staatsanwaltschaft entscheidet lediglich, ob sie bei der Verurteilung Milde oder Strenge walten lässt. Jeglicher Umgang mit Cannabis ist strafbar. Das gilt auch für entsprechende Handlungen, die im Ausland stattfinden. Das Strafgesetzbuch bestimmt, dass eine Handlung, die nach deutschem Recht strafbar ist, verfolgt werden kann, wenn sie von deutschen Staatsbürgern im Ausland begangen wird. Voraussetzung ist, dass die Tat im entsprechenden Land ebenfalls strafbar ist.[37] In der Praxis kommt dies recht selten vor, ist allerdings durchaus möglich.

Konsum und geringe Menge

Wie bereits erwähnt ist der Konsum von Cannabis an sich in Deutschland nicht strafbar. Der Besitz, der ja meistens mit dem Konsum einhergeht, hingegen schon. Würde einem jemand einen Joint hinhalten und man würde lediglich daran ziehen, wäre diese Handlung straffrei. Das Beispiel ist jedoch eher praxisfern – abgesehen davon würde sich die zweite Person gleich doppelt strafbar machen und könnte nicht nur wegen des Besitzes, sondern auch wegen der Weitergabe von Cannabis belangt werden.

Laut der polizeilichen Kriminalstatistik wurden im Jahr 2018 218 660 Verfahren wegen Cannabis eingeleitet. Knapp 180 000 davon wegen Konsumdelikten, wobei die Zahl seit Jahren kontinuierlich steigt. Daraus direkt einen Anstieg der Konsumenten abzuleiten, ist allerdings zu kurz gegriffen, da die Anzahl der Fälle stark davon abhängt, wie »aktiv« die Polizei nach Verstößen sucht.

Gleichzeitig kommt es pro Jahr nur zu etwa 50 000 strafrechtlichen Verurteilungen (Stand 2015). Auch hier handelt es sich vorwiegend um Konsumenten bzw. Konsumdelikte und einige Dealer. Nur rund 1 % der Strafverfahren betrifft organisierte Bandenkriminalität. Der große Unterschied zwischen den Zahlen kommt zustande, weil die Strafbarkeit einer Tat und die Strafverfolgung juristisch gesehen zwei verschiedene Dinge sind: Wenn eine Tat strafbar ist, muss die Polizei ermitteln, also ein Verfahren eröffnen. Sie handelt nach dem Legalitätsprinzip, bei dem die gefundene Menge und die Umstände keine Rolle spielen. Darauf muss jedoch nicht immer ein Strafverfahren folgen, denn die Staatsanwaltschaft handelt nach dem Opportunitätsprinzip und kann das Verfahren einstellen, wenn beispielsweise keine Vorstrafen vorliegen oder es sich um ein erstes Vergehen handelt. Auch die sichergestellte Menge spielt bei dieser Entscheidung eine Rolle.

Hier kommt der oft missverstandene Begriff der »geringen Menge« ins Spiel. § 29, Abs. 5 des BtMG besagt, dass ein Gericht von einer Bestrafung absehen kann, wenn der Täter die Betäubungsmittel lediglich zum Eigenverbrauch in geringer Menge anbaut, herstellt, einführt, ausführt, durchführt oder auf welche Weise auch immer erwirbt, verschafft oder besitzt. Der Umfang dieser »geringen Mengen« wurde vom Gesetzgeber nicht näher definiert. Daher haben die Bundesländer die Menge durch die Justizministerien oder Generalstaatsanwaltschaften festlegen lassen, obwohl das Strafrecht Bundes- und nicht Ländersache ist. So kommt es, dass der Grenzwert von Bundesland zu Bundesland unterschiedlich ist: In Berlin kann das Verfahren bis zu einer Menge von 15 g eingestellt werden, in Rheinland-Pfalz, Nordrhein-Westfalen und Thüringen liegt der Wert bei bis zu 10 g, in allen anderen Bundesländern bei 6 g. Was zählt, ist das Gewicht der beschlagnahmten Menge, auf den THC-Gehalt kommt es hingegen nicht an.

Dass das Verfahren bei geringer Menge eingestellt werden kann, bedeutet jedoch keinesfalls Straffreiheit. Letztendlich liegt die Entscheidung bei der Staatsanwaltschaft, die durchaus auch bei geringeren Mengen Verfahren einleitet. Die Möglichkeit, das Verfahren bei geringer Menge einzustellen, gibt es zudem nicht, wenn das Cannabis auf Spielplätzen oder in Schulen sichergestellt wurde. Personen, die Kinder oder Jugendliche betreuen, sind grundsätzlich von der Regelung ausgenommen, das heißt, sie werden in jedem Falle zur Rechenschaft gezogen. Wiederholungstäter werden wiederum von Bundesland zu Bundesland unterschiedlich behandelt. Und auch wenn das Verfahren letztendlich eingestellt wird, kann es vorher zu Hausdurchsuchungen und anderen negativen Konsequenzen für die Betroffenen kommen.

Je nach gefundener Menge und Straftatbestand werden Geldbußen sowie Freiheitsstrafen zwischen einem und 15 Jahren verhängt. Ab einer Geldstrafe von 90 Tagessätzen bzw. einer Freiheitsstrafe von mehr als drei Monaten gelten Verurteilte als vorbestraft und erhalten einen Eintrag im polizeilichen Führungszeugnis. Kleinere Vergehen wie Trunkenheit im Verkehr, Sachbeschädigung oder Körperverletzung führen bei Ersttätern meist zu keinem Eintrag. Der Gesetzgeber will Menschen, die sich einmalig kleine Aussetzer geleistet haben, nicht die Zukunft verbauen. Seit 2010 tauchen Betäubungsmittelvergehen allerdings im erweiterten Führungszeugnis auf, welches inzwischen sogar bei der Bewerbung auf Trainerstellen in Verbänden und Vereinen eingeholt werden muss. Für Menschen in bestimmten Berufsfeldern – wie Lehrer, Erzieher, Ausbilder – können also selbst kleine Betäubungsmittelvergehen zum beruflichen Problem werden. Bei entsprechender Verurteilung kann sogar ein Berufsverbot die Folge sein.

Problemfeld Führerschein

Das Verkehrsrecht verbietet es verständlicherweise, unter Einfluss von Betäubungsmitteln Auto zu fahren. Auch das Fahren unter Alkoholeinfluss ist richtigerweise verboten. Die Gesetzespraxis behandelt Cannabis und Alkohol allerdings nicht gleich.

Wenn man betrunken Auto fährt und von der Polizei angehalten wird oder gar einen Unfall baut, wird man entsprechend bestraft. Soweit so einleuchtend. Bei Cannabis hingegen reicht schon der Umstand des Konsums für den Führerscheinentzug, unabhängig davon, ob man sich überhaupt ans Steuer gesetzt hat.

Der Grenzwert für Cannabis im Straßenverkehr liegt in Deutschland bei einem Nanogramm pro Milliliter (ng/ml)

THC im Blutserum; darüber kann die Führerscheinstelle sofort die Fahrerlaubnis entziehen. Dieser Wert ist sehr niedrig angesetzt und liegt weit unter der spürbaren Menge. Darüber hinaus wird Cannabis im menschlichen Körper im Vergleich zu Alkohol sehr langsam abgebaut. Die Geschwindigkeit hängt vom Stoffwechsel, von der konsumierten Menge und von der Häufigkeit des generellen Konsums ab. Auch wenn der spürbare Effekt längst verflogen ist, lassen sich THC bzw. dessen Abbaustoffe teilweise noch tage- und wochenlang im Blut nachweisen. So kommt es, dass Konsumenten selbst dann Gefahr laufen, ihren Führerschein zu verlieren, wenn der Konsum bereits mehrere Tage zurückliegt.

Die Verkehrsrechtsprechung unterscheidet bei der Beurteilung der juristischen Folgen des Vergehens im Wesentlichen zwischen mehreren Stufen des Konsums. Dem einmaligen »Probierkonsum«, dem gelegentlichen und dem regelmäßigen Konsum. Beim Probierkonsum wird davon ausgegangen, dass keine Gefahr auf Regelmäßigkeit und somit für den Straßenverkehr besteht. Der gelegentliche Konsum kann bereits zum Führerscheinentzug führen. Entscheidend ist hier die Frage, ob eine strikte Trennung von Konsum und Fahren vorliegt. Außerdem muss der Nachweis erbracht werden, dass kein zusätzlicher Gebrauch von Alkohol und anderen psychoaktiv wirkenden Substanzen stattfand sowie keine Störung der Persönlichkeit bzw. kein möglicher Kontrollverlust vorliegt. Wer wiederum regelmäßig Cannabis konsumiert, gilt generell als ungeeignet, um ein Fahrzeug zu führen.

Wenn sich die betroffene Person nach dem Führerscheinentzug um eine Wiedererlangung bemühen will, muss sie ein Jahr Abstinenz vorweisen und glaubhaft machen, dass dies auch so bleiben wird. Bei Alkohol hingegen wird nur bestraft, wer betrunken fährt, selbst wenn eine starke Abhängigkeit vorliegt. Für die Betroffenen kommt erschwerend hinzu, dass dem Verfahren nicht – wie im Strafrecht – die Unschuldsvermutung zugrunde gelegt wird. Im Verwaltungsrecht liegt die Beweislast bei den Beschuldigten. Dazu sind meist psychologische Gutachten und beim Abstinenznachweis regelmäßige Urinproben nötig, deren Kosten die Betroffenen selbst tragen müssen.

Doch nicht nur der Konsum, schon der Besitz von Cannabis kann zum Führerscheinverlust führen. Wenn die Polizei bei einer Kontrolle Cannabis – in welcher Menge auch immer – im Fahrzeug findet, wird die Führerscheinstelle benachrichtigt, unabhängig davon, ob im Blut des Fahrers THC nachgewiesen wird. Die Führerscheinstelle fordert dann von dem Betroffenen ein Gutachten an, welches die Fahrtüchtigkeit bescheinigt. Wird dieses nicht innerhalb der festgesetzten Frist vorgelegt, kann die Behörde die Fahrerlaubnis entziehen.

Hier wird der Kontrast zum Vorgehen bei Alkohol besonders deutlich, da Alkoholkonsumenten niemals fürchten müssen, ihren Führerschein zu verlieren, wenn sie einen Kasten Bier im Kofferraum haben. Die Meldung an die Führerscheinstelle erfolgt hingegen bei Cannabis selbst dann, wenn eine Person zu Fuß unterwegs war und mit Cannabis aufgegriffen wurde.

Der Führerscheinverlust ist für Konsumenten nicht selten eine größere Strafe als die Geldbuße für den Besitz, da gerade auf dem Land die Mobilität und somit auch oft der Arbeitsplatz davon abhängig sind. Durch die Praxis des Fahrerlaubnisrechts wird daher viel Schaden im Leben der Konsumenten angerichtet, selbst wenn zu keinem Zeitpunkt eine Gefährdung des Straßenverkehrs stattgefunden hat. Um auf diese Problematik aufmerksam zu machen, führte der Deutsche Hanfverband in

Kooperation mit dem Medienunternehmen sens media 2017 eine groß angelegte Kampagne durch, um die Gesellschaft zu sensibilisieren und auf politischer Ebene Änderungen zu bewirken. Konkrete Gesetzesänderungen sind bisher jedoch ausgeblieben.

Wie gefährlich ist Cannabis?

Risiken sind beim Cannabiskonsum durchaus vorhanden, sie sind allerdings weit weniger gravierend als allgemein von der Bevölkerung wahrgenommen. Wenn man Schlagworte wie Skifahren, Autofahren oder Alkohol hört, tauchen im Geiste die verschiedensten Assoziationen auf. Gewalt, Querschnittslähmung oder gar Tod stehen jedoch meist nicht gleich am Anfang der Gedankenkette. Bei Cannabis ist das oft anders. Hier kommt man in der Diskussion schnell auf die Risiken zu sprechen. Dann werden oft Beispiele aus dem nahen oder entfernteren Bekanntenkreis angebracht, die gekifft und dann ihr Leben nicht mehr auf die Reihe bekommen haben. Diese Beispiele bleiben jedoch meist vage und geben keine Informationen über den Hintergrund. Wie viel hat die Person konsumiert? War das Leben tatsächlich im Eimer, oder handelte es sich um eine Phase? Wie ging es der Person zum Zeitpunkt des Konsums, und wie war es um ihre Lebensumstände bestellt? Diese Aspekte finden meist viel zu wenig Beachtung, ihre Betrachtung ist bei der Risikobewertung jedoch unerlässlich.

Die Frage, wie gefährlich Cannabis ist, lässt sich schwer absolut beantworten. Das Ergebnis hängt stark davon ab, welche Kriterien man der Untersuchung zu Grunde legt, welche Vergleiche gezogen werden und auf welche Einzelkonsumenten bzw. Konsumentengruppen man sich bezieht. 2010 näherte sich der britische Psychiater, Pharmakologe und damals oberster Drogenberater der Regierung, Prof. David Nutt, in einer Forschungsarbeit der Frage.[38] Gemeinsam mit einer Expertengruppe verglich er die Schädlichkeit von legalen und illegalen Drogen. Dabei wurden einerseits individuelle Auswirkungen auf die Gesundheit und das Abhängigkeitspotenzial der Substanzen untersucht. Andererseits verglichen die Wissenschaftler die Folgen des Konsums unterschiedlicher illegaler Substanzen miteinander. Außerdem wurden gesellschaftliche Aspekte wie Kriminalität, Unfälle, Arbeitsunfähigkeit und das soziale Umfeld wie Familie und Freunde miteinbezogen und die Auswirkungen auf eben diese ausgewertet.

Nutts Untersuchungen identifizierten Alkohol als die Substanz mit dem höchsten Risiko sowohl für den Konsumenten als auch für die Gesellschaft, gefolgt von Heroin und Crack. Cannabis landete auf Platz 8. Auch andere Untersuchungen kommen zu dem Schluss, dass Cannabis eine relativ ungefährliche Substanz ist. Sie schädigt nicht die Organe, eine tödliche Dosis ist offiziell nicht bekannt und sämtliche Effekte sind reversibel, wenn der Konsum eingestellt wird.

Abhängigkeit

Neben den bereits beschriebenen, akuten negativen Nebenwirkungen des Cannabiskonsums und der Gefahr einer Überdosierung, bei der diese verstärkt auftreten, besteht bei Cannabis, wie auch bei anderen bewusstseinsverändernden Substanzen, das Risiko einer Abhängigkeit. Medizinische Untersuchungen haben ergeben, dass es bei Cannabis eher zu einer psychischen als zu einer körperlichen Abhängigkeit kommt. Dennoch sind in den ersten Tagen nach Beendigung des regelmäßigen Konsums

Symptome wie Schlafstörungen, Reizbarkeit oder erhöhtes Schwitzen möglich.

Im Jahr 1997 untersuchte eine Studie der Professoren Dieter Kleiber und Karl-Arthur Kovar die Auswirkungen des Cannabiskonsums. Laut der Untersuchung entwickeln etwa 2 Prozent der Konsumenten eine psychische Abhängigkeit und haben damit Schwierigkeiten, abstinent zu bleiben.[39] Die Autoren wiesen damit die These zurück, dass der Konsum zwangsläufig zu einer psychischen Abhängigkeit führe. Auch die Annahme, dass der Cannabiskonsum eine »Verschlechterung der psychischen Gesundheit« herbeiführt, wurde von der Studie nicht bestätigt: Laut Kleiber/Kovar könne die pharmakologische Wirkung der Pflanze nicht für psychische und soziale Probleme verantwortlich gemacht werden. Vielmehr müsse man den übermäßigen Konsum als Folge bzw. Symptom bestehender Probleme sehen, so die Wissenschaftler.

Auch wenn er im Alltagsgebrauch noch vorkommt, so gilt der Begriff »Sucht« als wissenschaftlich überholt. Die Weltgesundheitsorganisation (WHO) hat bereits im Jahr 1964 empfohlen, den Begriff durch »Abhängigkeit« zu ersetzen, da dieser es möglich macht, zwischen körperlichen und psychischen Aspekten zu unterscheiden. Dennoch werden heutzutage beide Begriffe sowohl von Fachleuten als auch in der Bevölkerung oft gleichbedeutend verwendet.

Die WHO definiert Abhängigkeit als einen körperlichen und/oder psychischen Zustand, der sich dadurch auszeichnet, dass eine Person trotz körperlicher, psychischer oder sozialer Nachteile ein unbezwingbares Verlangen nach einer bestimmten Substanz oder einem bestimmten Verhalten verspürt, das sie nicht mehr kontrollieren kann. Neben dem starken Wunsch, die Wirkung der Substanz/des Verhaltens zu erfahren, liegt einer Abhängigkeit auch zunehmend der Drang zugrunde, die unangenehmen Effekte der Entzugserscheinungen zu vermeiden.

Laut ICD-10, dem bedeutendsten, international anerkannten Klassifikationssystems für medizinische Diagnosen der WHO, gibt es sechs Kriterien, die auf das Vorliegen einer Abhängigkeit hindeuten. Die Diagnose soll gestellt werden, wenn mindestens drei der Kriterien gleichzeitig während des letzten Jahres vorlagen. Diese sind:

1. Starker Wunsch oder Zwang
Die Betroffenen verspüren ein starkes Verlangen, eine bestimmte Substanz zu konsumieren bzw. etwas immer wieder zu tun. Dieser Drang kann schon sehr stark sein, wenn (noch) keine körperliche Abhängigkeit vorliegt, sprich keine körperlichen Entzugssymptome bei Nicht-Konsum auftreten.

2. Kontrollverlust
Die Betroffenen sind nicht mehr in der Lage zu kontrollieren, wann sie mit dem Konsum/der Tätigkeit beginnen und wann sie aufhören. Auch die Menge bzw. die Intensität kann von ihnen nicht mehr kontrolliert werden.

3. Entzugserscheinungen
Das Auftreten von körperlichen Symptomen wird medizinisch körperliches Entzugssyndrom genannt. Es tritt auf, wenn der Konsum beendet oder die Menge bzw. Häufigkeit reduziert wird.

4. Toleranzbildung
Der Körper gewöhnt sich an die Substanz oder den Stimulus. Um die gleiche Wirkung zu erzielen, wird daher eine kontinuierlich steigende Dosis nötig.

5. Vernachlässigung anderer Interessen
Die Substanz bzw. das Verhalten wird immer mehr zum Lebensmittelpunkt. Darüber werden andere Interessen oder Vergnügen, aber auch das ehemalige soziale Umfeld oder der Beruf vernachlässigt. Grund dafür kann auch ein erhöhter Zeitaufwand für die Beschaffung der Substanz oder die Erholung von den Folgen sein.

6. Anhaltender Konsum trotz schädlicher Folgen
Trotz nachweislicher bzw. spürbarer schädlicher Folgen wird der Konsum/das Verhalten fortgesetzt, sei es, da die Betroffenen nicht in der Lage sind daran etwas zu ändern, sei es, dass die Einsicht fehlt.

Ehemals wurde in die Definition nur der Konsum von Substanzen eingeschlossen, inzwischen wird sie jedoch auch auf die Abhängigkeit von Verhaltensweisen wie Glücksspiel, Einkaufen oder die Nutzung der sozialen Medien angewendet. Auch wenn Abhängigkeit heute als Krankheit angesehen wird, müssen Abhängige von illegalen Substanzen immer noch mit teilweise sehr harten rechtlichen Konsequenzen wie Gefängnisstrafen rechnen, die eine Behandlung erschweren. Dadurch besteht die Gefahr, dass sich der körperliche und psychische Gesundheitszustand der Betroffenen enorm verschlechtert.

Schätzungen zufolge beläuft sich die Zahl der Cannabisabhängigen in Deutschland auf rund 400 000 Menschen (zum Vergleich: Alkohol 1,6 Mio., Medikamentenabhängigkeit 2,6 Mio., onlineabhängig 560 000). Auch wenn noch keine Abhängigkeit nach ICD-10 vorliegt kann der häufige Konsum, gerade bei jungen Menschen, zu Problemen führen.

Es ist dabei häufig schwierig, eine genaue Trennlinie zwischen Ursache und Wirkung zu ziehen. Während häufig der Abhängigkeit die Schuld für die Probleme in verschiedenen Lebensbereichen der Betroffenen gegeben wird, sehen viele Mediziner und Wissenschaftler im Cannabiskonsum vielmehr eine Bewältigungsstrategie für zugrunde liegende Probleme. Diese werden durch übermäßigen Konsum allerdings meist noch verstärkt, wodurch eine Spirale entsteht, aus der nicht alle Konsumenten ohne äußere Hilfe wieder herauskommen.

Konsum bei Jugendlichen

Der Schutz von Jugendlichen ist eines der am heißesten diskutierten Themen in der Debatte um die Legalisierung von Cannabis. Sowohl den Befürwortern als auch den Gegnern dient er als eines der Hauptargumente für ihre jeweilige Position. Die Gegner halten daran fest, dass eine Freigabe von Cannabis jungen Menschen signalisieren würde, Cannabis sei ungefährlich. Zudem würde die legale Verfügbarmachung den Zugang erleichtern, weswegen der Konsum unter Jugendlichen steigen würde. Die Befürworter argumentieren wiederum, dass nur eine kontrollierte Abgabe den Jugendschutz überhaupt erst möglich macht, da offizielle Händler im Gegensatz zu Straßendealern Alterskontrollen durchführen und Standards für die Produktqualität – ohne Streckmittel und Giftstoffe – die Sicherheit junger Menschen erhöhen.

Egal welcher Argumentation man folgt: Jugendschutz ist ein wichtiges Thema, denn Jugendliche sind aufgrund dessen, dass sich ihr Gehirn noch entwickelt und dass sie in ihrer Persönlichkeitsstruktur weniger gefestigt sind als Erwachsene, besonders gefährdet.

Laut einem Bericht der WHO aus dem Jahr 2016 hat der regelmäßige Cannabiskonsum für Jugendliche schwerwiegendere Folgen als für Erwachsene. So wird geschätzt, dass 16 Prozent der Nutzer, die im Jugendalter mit dem Konsum begonnen haben, abhängig werden. Auch scheint der frühe Beginn die normale Gehirnentwicklung zu beeinflussen und regelmäßiger oder starker Konsum kann zur Beeinträchtigung der kognitiven Fähigkeiten führen und sich negativ auf das Gedächtnis, die Aufmerksamkeit sowie die Lernfähigkeit auswirken.

Im Jahr 2017 wurde eine Studie veröffentlicht, die den Zusammenhang zwischen dem Konsum von Cannabis und der Entwicklung einer Schizophrenie untersuchte.[40] Die Autoren konnten nachweisen, dass Konsumenten von THC-reichem Cannabis mit genetischer Vorbelastung stärker gefährdet waren und wahrscheinlicher erkrankten als Nicht-Konsumenten. Auch frühere Untersuchungen weisen darauf hin, dass der Konsum in der Jugend oder im jungen Erwachsenenalter bei entsprechend veranlagten Personen das Entstehen einer Schizophrenie oder einer schizophrenen Psychose begünstigen kann. Bereits der Entdecker, Prof. Raphael Mechoulam, wies 1970 darauf hin, dass besonders THC psychotische Störungen auslösen bzw. begünstigen kann.

Da in diesen Studien jedoch stets Konsumenten befragt wurden, die illegales Cannabis – also Cannabis unbekannter Herkunft, Sorte und Cannabinoidzusammensetzung – konsumierten, bleiben viele Fragen offen. Auch ist hier der Zusammenhang von Ursache und Wirkung nicht vollständig geklärt: Entwickeln Konsumenten psychische Störungen, weil sie zu viel Cannabis konsumieren, oder ist der Konsum eine Bewältigungsstrategie für eine noch unentdeckte psychische Störung? Diese Frage zu beantworten wird die Wissenschaft noch einiges an Zeit und Aufwand kosten.

In der Pubertät grenzen sich Jugendliche von ihren Eltern ab, möchten eigene Erfahrungen machen, Neues ausprobieren und sind bereit, Risiken einzugehen. Der Konsum von Alkohol, Zigaretten oder Cannabis ist eine Form davon. Für Eltern ist es nicht immer leicht zu unterscheiden, ob der Konsum zum pubertären Abgrenzungsverhalten zählt oder ob es sich um Bewältigungsstrategien für tieferliegende Probleme handelt, die unter Umständen sogar professioneller Hilfe bedürfen.

Der Großteil der Konsumerfahrungen verläuft auch im Jugendalter ohne Probleme. Man probiert sich aus, sammelt Erfahrungen und lässt den Konsum dann wieder bzw. führt ihn in einem Maße fort, der keine nennenswerten negativen Folgen für Körper, Psyche und das Sozialleben nach sich zieht. Bestehen jedoch bereits im Vorfeld Konflikte und Probleme, ist das Risiko, in den übermäßigen Dauerkonsum abzurutschen, wesentlich größer. Und je niedriger das Einstiegsalter, desto weniger sind die Konsumenten in der Lage, Risikokompetenzen im Umgang mit der Droge zu entwickeln. Gleichzeitig besteht die Gefahr, dass junge Konsumenten die Substanz zur Bewältigung von negativen Empfindungen wie Unsicherheit, Frustration oder Liebeskummer einsetzen und so keine eigenen Bewältigungsstrategien entwickeln. Diese sind jedoch unerlässlich auf dem Weg zum Erwachsenwerden.

Es ist auch möglich, dass Jugendliche in den Dauerkonsum rutschen, ohne dass im Vorfeld weitreichende Probleme vorlagen. Diese werden dann vielmehr durch den Konsum erzeugt, wenn die schulischen Leistungen nachlassen oder es zunehmend Streit in der Familie gibt. Es ist jedoch wesentlich häufiger so, dass junge Menschen, die ansonsten fit und in ihrer Persönlichkeit gefestigt sind, nach einiger Zeit von selbst den Willen entwickeln, ihren Konsum einzuschränken. Auf diese Weise erlangen sie selbstständig die Kontrolle über ihr Leben zurück, ohne dafür eine Therapie zu benötigen.

Denjenigen, die jedoch mit massiven Konflikten und anderen emotionalen Problemen zu kämpfen haben, fällt der Ausstieg oft wesentlich schwerer. Hier wird dann häufig eine Intervention durch Angehörige oder eine Therapie nötig. Im Idealfall tritt man jedoch bereits im Vorfeld mit den Jugendlichen in den Dialog und nicht erst, wenn Probleme auftreten. Das Ausprobieren von bewusstseinsverändernden Substanzen gehört für die meisten zum Erwachsenwerden dazu – umso wichtiger ist ein offener Austausch und eine geeignete Prävention.

Das Hauptanliegen der Suchtprävention ist es, Heranwachsende und Kinder vor den gesundheitlichen Schäden des Substanzkonsums zu schützen. Dabei ist es unerheblich, ob es sich um legale oder illegale Substanzen handelt. In professionellen Suchtpräventions- und Beratungsstellen setzt man inzwischen auf Aufklärung statt auf Abschreckung und führt den Dialog sowohl mit den Betroffenen als auch mit den Eltern. Ein Kernbegriff ist hier die Risikokompetenzförderung, deren Inhalt darin besteht, über die Risiken, die etwa Cannabis mit sich bringt, zu informieren und zu trainieren, das eigene Konsumverhalten immer wieder zu reflektieren.

Unter Umständen sollte auch in Betracht gezogen werden, dass der Konsum bei Teenagern kein Resultat von Verantwortungslosigkeit und Übermut ist, sondern ein (unbewusster) Versuch der Selbstmedikation von noch nicht diagnostizierten Beschwerden wie ADHS, Depressionen oder Zwangsstörungen. Gerade ADHS-Patienten geben nicht selten im Erwachsenenalter an, dass sie ohne Cannabis zum Beispiel ihr Abitur oder die Lehre nicht geschafft hätten. In diesen Fällen ist es besonders ratsam, sich medizinische Hilfe zu holen, um den Betroffenen das Leben zu erleichtern.

Die Einstiegsdrogen-Theorie

Cannabis ist keine Einstiegsdroge. Diese Behauptung wurde im Zuge des internationalen Cannabisverbots und der damit einhergehenden Verunglimpfungskampagne in die Welt gesetzt. Sie ist bereits seit Jahrzehnten wissenschaftlich widerlegt, unter anderem durch die bereits erwähnte Kleiber/Kovar-Studie aus dem Jahr 1997. Dennoch hält sich das Argument so hartnäckig in der politischen Debatte, dass ich an dieser Stelle noch einmal genauer darauf eingehen will.

Die These lautet sinngemäß folgendermaßen: Auch wenn nicht jeder Cannabiskonsument zu weiteren illegalen Drogen wie Kokain, Heroin oder Amphetaminen greift, so haben doch diejenigen, die solche Substanzen konsumieren, fast ausnahmslos mit dem Konsum von Cannabis begonnen. Das mag den Tatsachen entsprechen – daraus zu schlussfolgern, dass Cannabis die Einstiegsdroge zu diesen Stoffen sei, ist jedoch falsch. Denn die bloße Tatsache, dass der Konsum härterer Drogen zeitlich nach dem Cannabiskonsum stattfindet, heißt noch lange nicht, dass beide im kausalen Zusammenhang stehen, dass also der Cannabiskonsum die Ursache für den Gebrauch anderer Substanzen ist.

Nach dieser These müssten Alkohol, Zigaretten und sogar Muttermilch – wie es der Jugendrichter Andreas Müller überspitzt in seinem Buch *Kiffen und Kriminalität* formulierte – ebenfalls bzw. noch viel eher als Einstiegsdrogen gelten, da es sehr wahrscheinlich ist, dass diese noch vor dem Cannabisgebrauch konsumiert wurden. Ein Ursache-Wirkung-Zusammenhang kann jedoch auch hier nicht hergestellt werden.

Auch wenn die genaue Zahl unbekannt ist, schätzt der Deutsche Hanfverband, dass die Zahl der Cannabiskonsumenten bei rund 4 Millionen Menschen liegt. Die Anzahl der Heroin-, Kokain- und Amphetaminabhängigen liegt bei unter 100 000. Das belegt, dass die eindeutige Mehrheit der Cannabiskonsumenten nicht zu härteren Drogen greift oder gar eine Abhängigkeit entwickelt.

Negative Folgen des Verbots

Immer mehr Wissenschaftler und Ärzte, aber auch Justizbeamte und Politiker gelangen zu der Erkenntnis, dass die Folgen des Cannabisverbots, wie Führerscheinentzug, Freiheitsstrafen und damit der Verlust der Arbeitsstelle und das soziale Stigma, für die Konsumenten wesentlich verheerender sind als der Cannabiskonsum selbst.

Besonders tragisch ist zudem, dass trotz der Gesetzesänderung immer noch Cannabispatienten kriminalisiert werden: Denn wenn die Krankenkassen die Übernahme der Behandlungskosten verweigern, die Betroffenen jedoch auf Cannabis als Medizin angewiesen sind, bleibt ihnen nur das Ausweichen auf illegale Quellen, sei es auf günstigeres Cannabis vom Schwarzmarkt oder auf den Eigenanbau. Werden sie dann von der Polizei aufgegriffen, drohen ihnen die gleichen Strafen wie Freizeitkonsumenten.

Das Verbot bringt nicht nur rechtliche Probleme mit sich, sondern erhöht auch die Gefahr des Konsums selbst. Das auf dem Schwarzmarkt erhältliche Cannabis unterliegt keinen Qualitätskontrollen. Dadurch besteht zum einen Gefahr für die Gesundheit aufgrund von Pestizid-, Dünger oder Schimmelrückständen. Zum anderen müssen Konsumenten negative gesundheitliche Folgen durch verschiedene Streckmittel fürchten, die von Dealern zur Gewinnmaximierung beigemischt wurden.

Legal Highs

Kurz nachdem die chemische Struktur von THC entschlüsselt worden war, begann man auch damit, synthetische Cannabinoide zu erzeugen. Während man im medizinischen Bereich diese Entwicklung für die Suche nach potenteren Wirkstoffen nutzte, fanden die Substanzen auch ihren Weg in den Freizeitgebrauch. Um das Cannabisverbot zu umgehen, wurden im Laufe der Zeit verschiedene synthetische Cannabinoide entwickelt, die eine ähnliche Rauschwirkung wie Cannabis – speziell THC – haben sollten. Da die Substanzen mit ihren neu entwickelten Molekülstrukturen (noch) nicht im Betäubungsmittelgesetzt erfasst waren, wurden sie oft als »Legal Highs« bezeichnet. Das Neue-psychoaktive-Stoffe-Gesetz (NpSG) aus dem Jahr 2016 umfasst inzwischen komplette Stoffgruppen wie synthetische Cannabinoide, aber auch Phenethylamine oder Cathinone – welche zum »Nachbau« anderer psychoaktiver Stoffe verwendet wurden – und setzte dieser Praxis ein Ende.

Trotzdem werden synthetische Cannabinoide nach wie vor angeboten. Diese docken ebenfalls an den Endocannabinoid-Rezeptoren des Körpers an, und ihre Wirkung kann sich ähnlich wie die von Cannabis anfühlen, birgt jedoch wesentlich mehr Risiken. Da die Substanzen keiner Kontrolle unterliegen und daher in ihrem Wirkstoffgehalt sowie bezüglich der Qualität stark schwanken und unklar ist, welche Wirkstoffe überhaupt enthalten sind, bleibt der Effekt auf die Konsumenten jedes Mal unberechenbar. Auch kann die Wirkung von synthetischen Cannabinoiden wesentlich stärker als die von THC ausfallen. Herzrasen, Halluzinationen, Übelkeit und Erbrechen sowie starke Unruhe und Ängste können die Folge sein. In den Medien liest man auch immer wieder Warnungen, nachdem Todesfälle mit dem Konsum der sogenannten Legal

Highs in Verbindung gebracht wurden oder Konsumenten in der Notaufnahme landeten.

Auf Grund der genannten gesundheitlichen Risiken und der Unkalkulierbarkeit von Dauer, Intensität und Folgen der Wirkung sind synthetische Cannabinoide keine Alternative zur Cannabispflanze. Im Gegenteil: Sie sind um ein Vielfaches gefährlicher und sollten daher gemieden werden.

Kapitel 6: Nachhaltigkeit

»Nachhaltigkeit« ist in aller Munde und während Notwendigkeit und Möglichkeiten eben dieser immer wieder in den Medien diskutiert werden, richten immer mehr – gerade neue – Unternehmen ihre Wirtschaftsweise nach den Prinzipien der Nachhaltigkeit aus. Auch die Forderungen an Politik und Wirtschaft nach mehr Nachhaltigkeit haben eine immer breitere Basis. Doch was genau ist damit gemeint?

Der Begriff stammt ursprünglich aus der Forstwirtschaft, wurde dort bereits im 19. Jahrhundert verwendet und meinte das Prinzip, dass in einer bestimmten Zeit nicht mehr Bäume gefällt werden sollen, als in der gleichen Zeit nachwachsen können. Im aktuellen Sprachgebrauch wird diese Definition auf andere Produktions- bzw. Konsumbereiche ausgeweitet: Um nachhaltig zu sein, darf nicht mehr verbraucht werden, »als jeweils nachwachsen, sich regenerieren, künftig wieder bereitgestellt werden kann«, definiert der Duden den Begriff. Es geht also um einen verantwortungsvollen Umgang mit den Ressourcen, der diese nicht aufbraucht, sondern für zukünftige Generationen erhält.

Immer mehr Unternehmen nehmen daher Worte wie »biologisch«, »nachhaltig« oder »ökologisch« in ihre Kommunikation auf – leider oft eher, weil sie im Trend liegen und als Verkaufsargument dienen, als aus einem wirklichen Sinneswandel mit entsprechend konsequentem Handeln heraus. So verwässert der Begriff zunehmend oder wird gar zu Marketingzwecken missbraucht (Greenwashing). Neben konkreten Forderungen bedarf es daher auch unabhängiger Gütesiegel und Kontrollen, um Standards zu schaffen, die der allgemeinen Verantwortung, »enkeltauglich« zu handeln, gerecht werden.

Im Hinblick auf den Klimawandel und die zunehmende Verschmutzung des Planeten muss Nachhaltigkeit nicht nur lokal und national, sondern auch global und international gedacht werden. Auch bedarf es eines Umschwenkens weg von fossilen und hin zu nachwachsenden Rohstoffen, sei es bei der Energieerzeugung, der Kunststoffproduktion oder in der Textilbranche. Hier wird immer häufiger Hanf ins Spiel gebracht, auch wenn die Pflanze derzeit nur eine Nische besetzt.

Der Anbau und die Verarbeitung von Hanf zu Textilien oder Papier verfügen zwar über eine lange Tradition, jedoch sind technische Innovationen durch das Verbot der Pflanze über Jahrzehnte zum Erliegen gekommen, wodurch heute großer Nachholbedarf besteht. Dennoch ist die Pflanze in vielen Bereichen als nachwachsender Rohstoff eine interessante Alternative.

Nachhaltigkeit bezieht im Idealfall jedoch nicht nur ökologische und wirtschaftliche, sondern auch soziale Aspekte mit ein. Die Vereinten Nationen haben dazu eine Agenda bis zum Jahr 2030 vorgelegt, die Ziele für eine nachhaltige Entwicklung enthält. Das Knowmad Institut hat diese Agenda als Ausgangspunkt genommen, um zu zeigen, dass Cannabis bei 15 von 17 dieser Ziele eine wichtige Rolle bei der Erreichung spielen kann. Der Bericht ist frei auf der Webseite des Instituts erhältlich.[41]

Anbau auf dem Feld

Hanf ist robust und gut an das mitteleuropäische Klima angepasst. Außerdem sind die Pflanzen wenig anfällig für Schädlinge und Pilzkrankheiten. Von der Aussaat bis zur Ernte vergehen etwa 100 bis 120 Tage, je nachdem, ob er für Fasern oder Samen angebaut wird. Damit ist die Vegetationszeit etwa gleich lang wie bei Raps oder Leinen – bei beiden Pflanzen wird jedoch meist die Verwendung von Unkrautbekämpfern nötig. Hanfpflanzen wachsen hingegen schnell und können so alle anderen Unkräuter verdrängen, ohne dass die Verwendung von Herbiziden notwendig wird. Dies ist nicht nur besser für die Umwelt, sondern spart den Bauern auch Kosten und Arbeit.

Allgemein ist der Anbau von Hanf – im Gegensatz zu Baumwolle oder Flachs – nur mit geringem Aufwand verbunden; lediglich die Ernte ist aufwendiger. Hier müssen spezielle Maschinen zum Einsatz kommen, da herkömmliche Erntegerätschaften den stabilen Fasern der Pflanzen nicht gewachsen sind.

Hanf hat eine hohe Selbstverträglichkeit, was bedeutet, dass man ihn mehrmals hintereinander auf dem gleichen Acker anbauen kann. Auch als Vorfrucht für andere Pflanzen eignet er sich gut, da er ihnen Nährstoffe zugänglich macht. Hanf eignet sich auch, um die Bodenqualität zu verbessern, da er Schwermetalle aus dem Boden zieht. Die Pflanze nimmt diese auf und baut sie in andere Moleküle ein. Dadurch macht sie die Schadstoffe zu einem Teil von sich, wodurch diese unbedenklich werden, auch wenn das Pflanzenmaterial später zu Dämmstoff oder anderen Materialien weiterverarbeitet wird.

Derzeit wird in Deutschland nur auf etwa 1600 Hektar Hanf angebaut. Vergleicht man dies mit den rund 2 Millionen Hektar, auf denen im Jahr 2018 Rohstoffpflanzen –

vor allem Mais und Raps für die Energiegewinnung – angebaut wurden, ist das ein sehr geringer Teil. Über die Hälfte des Hanfs wird allerdings in ökologischer Landwirtschaft angebaut, wofür er sich wegen seiner Widerstandsfähigkeit und Anspruchslosigkeit gut eignet. Bei Weizen liegt der Anteil gerade mal bei zwei Prozent.

Die tiefen Wurzeln des Hanfs gelangen zudem auch an Wasser in tieferen Erdschichten, weswegen er Trockenheit besser verkraftet. Dieser Aspekt wird bei uns an Bedeutung gewinnen, wenn es aufgrund der globalen klimatischen Veränderungen immer längere Trockenphasen gibt, die Pflanzen und Tieren zusetzen. Durch seine langen Wurzeln kann Hanf zudem CO_2 im Boden speichern: rund 300 kg pro Tonne Pflanzenmaterial. Laut der European Industrial Hemp Association (EIHA) ist ein Hektar Hanffeld dabei genauso effizient wie ein Hektar Regenwald.

Dass beim Hanfanbau leicht auf Pestizide und Insektizide verzichtet werden kann, ist auch für die stetig schwindenden Bienenbestände von Vorteil. Zwei neuere Studien aus den USA konnten belegen, dass es mindestens 16 verschiedene Bienenarten gibt, die buchstäblich auf Hanf – konkret auf die Pollen der männlichen Pflanzen – fliegen.[42] Zwar ist der Grund dafür noch nicht bekannt, da Hanf weder süßen Nektar noch farbige Blüten hervorbringt, die die Tiere anziehen, doch könnte der Anbau von Hanf so zum Erhalt der Bienenvölker beitragen.

Europaweit nehmen die Anbauflächen seit Jahren zu, sodass beispielsweise Erzeuger von Hanfsamenprodukten ihren Bedarf zu einem immer größeren Teil aus europäischer Produktion decken können. In der Vergangenheit musste man einen Großteil aus China importieren, das nach wie vor zu den weltweit größten Produzenten von Nutzhanf gehört. Da die Wachstumsbedingungen für Hanf in Europa jedoch sehr gut sind, macht es durchaus

Sinn, die Produktion selbst zu übernehmen und so Qualität und Anbaubedingungen besser zu kontrollieren sowie lange Transportwege zu vermeiden.

Rechtliche Bestimmungen für Nutzhanf

Wie bereits beschrieben hatte der Nutzhanfanbau in Deutschland eine lange Tradition, bis er im vergangenen Jahrhundert fast völlig zum Erliegen kam. Seit 1996 darf Hanf wieder in Deutschland angebaut werden, allerdings nur unter strengen Regulierungen. So ist der Anbau Privatpersonen untersagt und darf nur von registrierten Landwirten vorgenommen werden. Diese dürfen zudem die Ernte nicht in unverarbeiteter Form an Endverbraucher abgeben. Der Verkauf an Unternehmen, die die Pflanze weiterverarbeiten, ist aber zulässig.

Der Anbau muss im Vorfeld bei der Bundesanstalt für Landwirtschaft und Ernährung (BLE) angemeldet werden. Außerdem dürfen nur von der EU zertifizierte Sorten ausgesät werden, sodass den Landwirten derzeit um die 50 Sorten zur Verfügung stehen. Es ist ihnen nicht gestattet, Saatgut selbst herzustellen oder zu züchten, da der THC-Wert nach mehrmaliger Aussaat der Nachkömmlinge wieder ansteigen würde. Kriterium ist, dass die Blüten einen maximalen THC-Wert von 0,2 Prozent nicht überschreiten dürfen, da Cannabis mit einem höheren THC-Gehalt unter das Betäubungsmittelgesetz fällt und damit verboten ist. Sowohl die Ernte als auch die Zertifikate werden von der BLE überprüft und getestet.

Derzeit werden in Europa um die 40 000 Hektar Nutzhanf angebaut; er bewegt sich damit nur in einer Nische, die jedoch enormes Wachstumspotenzial hat. Der Anbau findet derzeit hauptsächlich für die Fasergewinnung statt, doch auch der Anbau zur CBD-Gewinnung nimmt stetig zu. Hier lauern allerdings – wie bereits gezeigt – weitere rechtliche Tücken.

Kleidung

Die Textil- und Bekleidungsindustrie gerät zunehmend in die Kritik: Der Fast-Fashion-Trend treibt den Konsum und die Produktion von billigen Kleidungsstücken voran, und der Handel heizt diese Dynamik durch Sonderangebote und Preiskämpfe weiter an. Die Kleidung wird dann oft kaum getragen, bevor sie in die Altkleidersammlung wandert. Die niedrigen Preise sind möglich, weil die Waren zu oft menschenunwürdigen Bedingungen und auf Kosten der Umwelt im Ausland produziert werden: 90 Prozent der in Deutschland verkauften Bekleidung – das entspricht 75 Millionen Tonnen – ist importiert, hauptsächlich aus China, der Türkei und Bangladesch. Die Produktion im Ausland ist billiger, weil die Löhne niedriger sind, aber auch, weil geringere Sicherheits- und Umweltstandards die Kosten reduzierbar machen.

Dabei kommen Unmengen von Natur- und Kunstfasern zum Einsatz, deren Anbau bzw. Herstellung schwere Umweltschäden hinterlässt. Die Produktion von Chemiefasern wie Polyester verbraucht wiederum nicht-erneuerbare Rohstoffe. Derzeit machen Kunstfasern auf Erdölbasis rund 80 Prozent des Bekleidungsmarktes aus; ihre Wiederverwertung und Entsorgung ist aufwendig und wird für die Umwelt zur Belastung. Die Textilveredelung zählt in Deutschland zudem zu den Branchen mit dem höchsten Abwasseranfall, das zudem mit zahlreichen Chemikalien belastet ist.

Auch der Anbau von Baumwolle geht mit einer erheblichen Umweltbelastung einher. Weltweit werden ca. 25 Prozent der verwendeten Insektizide und rund zehn Prozent der Pestizide für den Anbau von Baumwolle eingesetzt. Dieser verbraucht laut Umweltbundesamt zwischen 3600 und 26 900 m^3 Wasser pro geerntete Tonne. So ist der Baumwollanbau mit verantwortlich für die Austrocknung des Aralsees: Der ehemals 68 000 km^2 große See war bis zum Jahr 2017 auf eine Größe von 14 000 km^2 geschrumpft und völlig versalzen.

Aktuell wird nur ein Prozent des Baumwollanbaus nach den Standards der ökologischen Landwirtschaft erzeugt. Der Hinweis »Bio-Baumwolle« auf den Labels der großen Modeketten ist tatsächlich oft irreführend und gaukelt den Konsumenten eine nachhaltige und schönende Produktion vor, wo gar keine ist. Der Begriff »bio« ist nämlich aktuell nur im Lebensmittelbereich geschützt. Für die Textilindustrie gibt es keine bindenden Standards für die Verwendung des Begriffs. So kommt es vor, dass Kleidungstücke tatsächlich nur einen Bio-Baumwollanteil von unter 10 Prozent haben, während der Rest aus konventioneller Baumwolle besteht. Doch davon steht auf dem Label nichts. Konsumenten sind daher besser beraten, wenn sie auf unabhängige Zertifikate wie den Global Organic Textile Standard (GOTS) achten, der sich an der EU-Verordnung für ökologische Landwirtschaft orientiert.

Baumwollpflanzen sind relativ empfindlich und anfällig für Schädlinge, und ihr Wachstum wird durch andere Pflanzen gestört. Der ökologische Anbau unter Verzicht auf Pestizide und Unkrautvernichter ist daher wesentlich aufwendiger. Hier liegt Hanf im Vorteil. Durch seine Resistenz gegenüber Schädlingen und sein schnelles Wachstum kann die Pflanze ohne große Verluste und Aufwand auf umweltverträgliche Weise angebaut werden.

Beim Anbau liegt der Ertrag pro Hektar im Schnitt bei 3000 kg Hanffasern. Das ist deutlich mehr als bei Flachs (2000 kg) und dreimal so viel wie bei Baumwolle, deren Ertrag zwischen 800 und 1000 Kilogramm liegt. Zudem verbraucht Hanf mit 1000 bis 2500 Liter Wasser pro Kilogramm deutlich weniger als Baumwolle.

Konventionelle Anbau- und Produktionsverfahren stellen eine Belastung für Mensch und Umwelt dar, doch auch die Kleidung selbst wird immer mehr zum Problem: Die Haut ist unser größtes Organ und befindet sich im ständigen Austausch mit unserer Umwelt. Zudem ist sie quasi 24 Stunden täglich von Textilien umgeben und somit im ständigen Kontakt mit ihnen. Enthält die Kleidung Chemikalien, so werden diese nicht selten von der Haut absorbiert und gelangen in den Blutkreislauf, ohne vorher von der Leber gefiltert zu werden. Zu den eingesetzten Chemikalien zählen dabei Formaldehyd, Perfluorcarbone, Blei oder Klebstoffe und noch viele weitere. Einige von ihnen können auch in die Lunge gelangen oder die Schranke zum Gehirn passieren. Je nach Substanz kann es 20 oder 30 Waschgänge brauchen, bis diese aus der Kleidung gespült sind – dann gelangen sie jedoch gemeinsam mit Mikroplastikfasern, die sich aus dem Gewebe gelöst haben, ins Abwasser. Beides belastet die Umwelt und kann über Umwege wieder in unseren Nahrungskreislauf gelangen.

Neben Schadstoffen, die in den Fasern oder deren Farbe enthalten sind, besprüht man Kleidung häufig auch mit Chemikalien, damit diese bei den langen Transportwegen nicht von Insekten oder Schimmel befallen wird. In Europa gibt es Standards und Regulierungen bezüglich der zugelassenen Substanzen und Grenzwerte sowie Umweltbestimmungen – diese können jedoch in den Produktionsländern wesentlich lockerer ausfallen. Für den Import gibt es nur wenige Richtlinien, und diese zu kontrollieren ist zeit- und kostenintensiv. So kommt es, dass nicht selten importierte und bei uns verkaufte Kleidungsstücke mit Schadstoffen belastet sind, die in der EU keine Zulassung haben.

Durch die direkten Auswirkungen des Bekleidungsmaterials auf den eigenen Körper lohnt es sich also, bei der Kleiderauswahl genauer hinzuschauen. Immer mehr Designer und Textilproduzenten, die Wert auf Gesundheit, Umweltverträglichkeit und Nachhaltigkeit legen, entdecken daher Hanfstoffe wieder. Die Hanffaser zeichnet sich in der Textilverarbeitung durch ihre hohe Robustheit aus. Ihre Reißfestigkeit erhöht sich im Nasszustand sogar noch, und sie ist weitestgehend unempfindlich gegen Salz (das auch im Schweiß enthalten ist) und Säure, was der Grund für die lange Zeit enorme Bedeutung von Hanf in der Seefahrt war. Diese Eigenschaften machen Hanf auch nach wie vor für die Industrie interessant.

Dass Hanfkleidung sich hart und kratzig anfühlt, ist dabei ein Vorurteil, das der Vergangenheit angehört. Moderne Verarbeitungsverfahren oder auch das Mischen mit anderen Naturfasern machen die Kleidung weich sowie anschmiegsam und sorgen für hohen Tragekomfort. Durch den Verzicht auf Pflanzenschutzmittel sind in der Kleidung keine Rückstände enthalten. Da Hanf außerdem im Moment noch hauptsächlich von Labels verwendet wird, die auf Umweltfreundlichkeit achten, entfallen auch die schädlichen Chemikalien aus den Färbe- und Bleichvorgängen. Sollte Hanf in Zukunft im Mainstream ankommen, könnte sich das natürlich ändern – momentan aber ist Kleidung aus Hanf eine hautfreundliche Alternative.

Hanfstoff nimmt Feuchtigkeit wie Schweiß gut auf und gibt diese schnell wieder an die Umwelt ab. Gleichzeitig bietet er kein einladendes Umfeld für Bakterien oder Pilze und verhindert so die Entstehung unangenehmer Gerüche. Über Nacht gelüftet, ist die Kleidung so am nächsten Tag wieder frisch.

Auch reguliert der Stoff gut die Temperatur: Durch die Hohlräume in den Fasern werden Luftschichten voneinander getrennt, wodurch der Stoff im Winter die Körperwärme gut hält und im Sommer vor Hitze schützt. Hanfstoffe sind außerdem antistatisch und halten UV-Strahlen besser ab als jede andere Naturfaser.

Letztendlich gilt es aber nicht nur, die Produktionsprozesse nachhaltiger und umweltfreundlicher zu gestalten, sondern auch das eigene Konsumverhalten kritisch zu hinterfragen. Wie viel Kleidung braucht man wirklich? Will man jeden Trend mitmachen? Muss es unbedingt jedes Jahr eine neue Ausstattung sein oder setzt man lieber auf qualitativ hochwertigere Kleidung, die einem treu bleibt und an der man lange Freude hat?

Unter diesem Aspekt relativiert sich auch der höhere Preis von Hanfkleidung, der dadurch zustande kommt, dass Hanfstoff immer noch ein Nischenprodukt ist. Durch die stabilen Fasern zeichnet sich Hanfkleidung durch eine lange Lebensdauer aus. Ein Hanfhemd oder eine -hose halten also wesentlich länger als ein T-Shirt aus Kunststofffasern, sodass man lange Freude an seinem Kleidungsstück hat.

Hanftextilien haben auch schon lange nichts mehr mit Hippiekleidung und Ökokluft zu tun. Zahlreiche ambitionierte kleine Labels und Produzenten haben es längst verstanden, Hanfstoff auf modische und moderne Weise zu verarbeiten. Bedauerlicherweise wird der Großteil der Hanfstoffe nach wie vor in China produziert. Doch auch in Europa bringen sich mehr und mehr Produzenten in Stellung. Das macht durchaus Sinn, denn Anbau,

Herstellung und Verarbeitung könnten problemlos auch hier geschehen, wodurch sich auch die Transportwege verkürzen.

Papier

Laut WWF wird jeder zweite industriell gefällte Baum zu Papier weiterverarbeitet. Daraus entstehen Zeitungen und Bücher, aber auch immer mehr Einwegartikel wie Küchentücher, Verpackungen und Toilettenpapier. Der jährliche Pro-Kopf-Verbrauch von Hygienepapier in Europa beträgt 13 Kilogramm (in Deutschland sogar 15 kg) und ist damit viermal so hoch wie der weltweite Durchschnitt. Zwar sind die Deutschen führend darin, Altpapier zu sammeln, jedoch verbraucht man hierzulande mit 243 Kilo pro Kopf mehr Papier pro Jahr als die meisten anderen Länder der Welt – laut WWF so viel wie die Kontinente Afrika und Südamerika zusammen.[43]

Weltweit ist die Tendenz steigend, besonders was den Verbrauch von Hygienepapier betrifft. Auch wenn beispielsweise das FSC-Logo sicherstellt, dass das Holz aus Quellen stammt, die strikten ökologischen und sozialen Standards gerecht werden, gibt es nach wie vor Probleme mit illegaler Abholzung. Auch lassen sich immer wieder (geschützte) Tropenhölzer in Papierprodukten finden.

Recyclingpapier ist eine wesentlich ökologischere und nachhaltigere Alternative, da bei der Produktion nicht nur Holz, sondern auch rund 60 Prozent Energie und Wasser eingespart werden. Auch aus Hanf hergestelltes Papier könnte dazu beitragen, Wälder zu schonen. Wie anfänglich dargestellt, hat die Papierherstellung aus Hanf eine lange Tradition, die bis in das alte China zurückreicht. Auch wenn Hanf aktuell bei der Papierproduktion keine nennenswerte Rolle spielt, hat die Pflanze nichts an ihrer Eignung für den Prozess eingebüßt – aus ökologischer Perspektive bietet sie gegenüber Holz sogar einige Vorteile.

Bäume wachsen langsam und werden teilweise erst nach Jahrzehnten abgeholzt. Dementsprechend lange dauert es, bis ein gefällter Baum wieder nachgewachsen ist. Hanf hingegen ist eine einjährige Pflanze, die in nur wenigen Monaten drei bis vier Meter hoch wächst und dann geerntet werden kann. Auf gleicher Anbaufläche lassen sich so vier- bis fünfmal höhere Erträge erwirtschaften als bei Holz. Nach der Hanfernte befindet sich der Boden zudem in einem guten Zustand, sodass er gleich danach wieder bepflanzt werden kann.

Die Fasern des Hanfpapiers sind zudem sehr viel reiß- und zugfester und halten Nässe besser aus. Dadurch lässt sich Hanfpapier leichter und öfter recyceln, wodurch weniger neues Pflanzenmaterial benötigt wird. Zudem ist Hanfpapier wesentlich langlebiger, da es im Gegensatz zu Holzpapier keine Säure enthält, die das Material nach und nach zersetzt. Es ist auch von Natur aus heller als Holzfaserpapier und muss daher nicht gebleicht werden.

Hanfpapier wurde im 19. Jahrhundert von Papier aus Holzzellstoff verdrängt. Durch die Erfindung von Maschinen, die Papier in endlosen Bahnen produzieren konnten, stieg die Verfügbarkeit und damit auch die Nachfrage an Papier derartig an, dass sie von heimischen Hanfbauern nicht mehr gedeckt werden konnte. Neben der zu geringen Verfügbarkeit von Hanf war der Hauptgrund, dass Holzpapier preislich günstiger hergestellt werden konnte. Dies lag daran, dass man Hanf erst anbauen musste, während man bei Holz einfach auf bestehende Wälder zurückgriff, ohne sich Gedanken um die Wiederaufforstung bzw. nachhaltige Bewirtschaftung der Flächen zu machen.

Heute ist der höhere Preis des Hanfpapiers unter anderem dem Umstand geschuldet, dass es sich um ein Nischenprodukt handelt, das in geringen Mengen produziert wird. Auch die Reglementierung des Hanfanbaus spielt eine Rolle. Und nicht zuletzt: Dass Papier aus Holz in den letzten Jahrzehnten so kostengünstig war, liegt auch daran, dass die Kosten für die Folgeschäden der Waldrodung und den nach wie vor betriebenen Raubbau an der Natur nicht in die Rechnung miteinbezogen werden.

Früher wurden für die Papierherstellung ausschließlich die Langfasern genutzt. Durch technische Weiterentwicklung in der Papierindustrie ist es heute möglich, die gesamte Pflanze für die Papierherstellung zu nutzen. Dadurch wird Hanf in Bezug auf den Zelluloseertrag zwei- bis viermal ergiebiger als zum Beispiel Pinien, die zu den schnell wachsenden Bäumen gehören. Auch erfordert die Produktion von Hanfzellstoff wesentlich weniger Energie und Chemikalien, was die Umwelt weiter entlastet.

Nachteilig am Hanf ist – neben den höheren Kosten – lediglich, dass Hanfstroh sperrig ist, was den Transport erschwert. Der flächendeckende Anbau in Monokulturen bringt dabei die gleichen Probleme wie bei anderen Feldfrüchten mit sich. Auch fällt er aufgrund der Wachstumszyklen nur saisonal an und erfordert daher größere Lagerkapazitäten. Durch das anhaltende Schwinden der Wälder kommt man jedoch nicht mehr umhin, sich Gedanken um alternative Rohstoffe für die Papierproduktion zu machen. Und Hanf bietet hier vielversprechende Möglichkeiten.

Alternative Kunststoffe

Plastik kommt in so ziemlich allen Lebens- und Industriebereichen zum Einsatz, und Kunststoffverpackungen sind eine bequeme Lösung, da sie Transport und Konsum vereinfachen. Der unersättliche Bedarf wird für den Planeten und die Umwelt aber immer mehr zum Problem: Nicht einmal 1,5 Millionen Tonnen Plastik wurden im Jahr 1950 produziert – heute sind es fast 400 Millionen Tonnen. Bis 2015 wurden weltweit über 8,3 Milliarden Tonnen Plastikmüll erzeugt. Laut National Geographic wurden davon nur 9 Prozent recycelt, 12 Prozent wurden verbrannt und ganze 79 Prozent wurden deponiert oder gelangten in die Umwelt – ein erschreckend großer Teil ins Meer.

Ca. 75 Prozent des sich im Meer befindenden Mülls besteht aus Kunststoff, und jedes Jahr kommen zwischen 4,8 und 12,7 Millionen Tonnen hinzu. Laut des Umweltprogramms der Vereinten Nationen (UNEP) treiben heute auf jedem Quadratkilometer Meeresoberfläche bis zu 18 000 Plastikteile. 90 Prozent der Kunststoffe sinken jedoch auf den Meeresboden. Dort können sie Jahrhunderte, gar Jahrtausende bis zur völligen Zersetzung überdauern – und während sie zerfallen, geben sie nach und nach Bruchteile an die Umgebung ab.

Die festen, wasserunlöslichen Kunststoffpartikel von unter fünf Millimeter Größe werden auch als Mikroplastik bezeichnet. Dieses gelangt nicht nur in die Mägen der Meeresbewohner, sondern auch in die Luft und in unsere Nahrungsmittel. Der Müll kostet jedes Jahr bis zu 135 000 Meeressäuger, eine Millionen Meeresvögel und unzählige Fische das Leben. Die gesundheitlichen Folgen für den Menschen sind derzeit noch nicht absehbar.

Die Ellen McArthur Foundation prognostiziert, dass bis zum Jahr 2050 mehr Plastikteile als Fische in den

Weltmeeren schwimmen werden, wenn sich an der aktuellen Praxis nicht bald etwas ändert.[44] Auch bestimmte Wirtschaftsbranchen leiden zunehmend an der Verschmutzung. Dazu zählt, dass Strandbadeorte täglich die Strände vom Müll befreien müssen, aber auch, dass Boote durch Netze in der Schiffsschraube oder Plastik in den Ansaugstutzen beschädigt werden. Schätzungsweise entsteht weltweit ein gesamtwirtschaftlicher Schaden von rund 13 Milliarden Euro pro Jahr, der jedoch selten von den Verursachern getragen wird.

Es ist also dringend nötig, Alternativen einzusetzen und einen Wandel der wirtschaftlichen und alltäglichen Praxis herbeizuführen. Immer mehr Unternehmen und Start-Ups setzen dabei auf die Produktion und Weiterentwicklung von Kunststoffen, die aus nachwachsenden Rohstoffen, speziell aus Nutzpflanzen wie Mais, Zuckerrohr, Zuckerrüben oder Hanf, hergestellt werden. Oft wird dafür der Begriff Biokunststoff oder Hanfplastik verwendet. Diese Begriffe sind jedoch unpräzise und leicht missverständlich. Kunststoffe können biobasiert sein, also aus nachwachsenden Rohstoffen bestehen. Sie können auch biologisch abbaubar sein. Es gibt Kunststoffe, die biobasiert *und* biologisch abbaubar sind, dies geht jedoch nicht zwangsläufig immer miteinander einher. Gleichzeitig gibt es auch konventionelle, also aus Erdöl hergestellte Kunststoffe, die biologisch abbaubar sind. Hier muss also genau unterschieden werden.

Wie bei der Papierherstellung wird auch bei der Kunststofferzeugung Zellulose, aus der die Zellwände der Pflanze bestehen, verwendet. Daraus lassen sich verschiedene Stoffe wie Viskose, Zelluloid oder Cellophan fertigen.

Hanf ist ein erneuerbarer Rohstoff, gleichzeitig ist der Großteil der Produkte aus Hanfkunststoffen biologisch abbaubar. Unter den richtigen Bedingungen können sie innerhalb von sechs Monaten vollständig abgebaut werden – Produkte aus Erdöl, wie Plastikflaschen, brauchen dafür hingegen bis zu 450 Jahre und können zudem während des Abbauprozesses schädliche Chemikalien freisetzen, die so in die Umwelt gelangen. Aber wohlgemerkt: unter den richtigen Bedingungen. Auf einer herkömmlichen Mülldeponie verrotten auch biologisch abbaubare Kunststoffe nur schwer. Für einen effizienten Abbau müssten die Stoffe in entsprechende Kompostieranlagen gebracht werden – diese sind jedoch nicht überall vorhanden, und auch die Trennung dieser Kunststoffe von nicht abbaubaren Kunststoffen stellt derzeit noch eine Herausforderung dar.

Ein weiterer Vorteil von aus Pflanzen gewonnenen Kunststoffen ist, dass diese kein zusätzliches CO_2 während des Abbauprozesses freisetzen, da die gleiche Menge CO_2 zuvor in der Pflanze gebunden war.

Für die Herstellung großer Kunststoffmengen ist der Anbau von Hanf unumgänglich. Es kommt aber auch genauso die Verwendung von Pflanzenteilen infrage, die bei der Gewinnung anderer Produkte als Abfall anfallen. Bei der Erzeugung eines Kilos Medizinalcannabis etwa fallen rund acht Kilo Pflanzenabfälle an. In Kanada schreibt die Regierung beispielsweise derzeit vor, dass diese vernichtet werden müssen, etwa durch Verbrennung. Doch man könnte die übrig gebliebenen Pflanzenteile auch anders verwerten. Derzeit wird geplant, zukünftig gut 10 Tonnen Medizinalcannabis jährlich in Deutschland anzubauen. Für die Gewinnung von Biomasse ist dies nicht besonders viel, doch muss man bedenken, dass auch bei der CBD-Extraktion nur die Blüten verwendet werden und der Rest der auf dem Feld gewachsenen Pflanzen als Beiprodukt anfällt. Bei steigender Nachfrage nach CBD und stetig zunehmenden Anbauflächen kommen da schnell verwertbare Mengen zusammen.

Aktuell kommt Hanf bei der Kunststoffherstellung nicht nur in Reinform, sondern auch in Verbindung mit anderen biologischen oder synthetischen Polymeren zum Einsatz. Autobauer wie BMW oder Mercedes-Benz setzen zum Beispiel Hanfkompositwerkstoffe für die Isolierung der Türverkleidungen oder des Innenraums ein. Das Material ist sehr stabil und dabei leichter als andere Materialien, daher können Biokompositwerkstoffe beispielsweise auch als Alternative zu glasfaserverstärkten Kunststoffen (Fiberglas) in Sportgeräten oder Ähnlichem eingesetzt werden.

Auch wenn der aus Hanf hergestellte Kunststoff eine Alternative zu Erdöl und herkömmlichem Plastik sein mag, wird er doch das zugrundeliegende Problem nicht lösen. Die Wegwerfwirtschaft, die unzählige Einwegprodukte hervorbringt, ist auf Dauer für den Planeten nicht tragbar, egal wie lange der Abfall zum Verrotten braucht. Selbst umweltfreundlichere Alternativen müssen mit Energie- und Ressourcenaufwand produziert werden. Diese dann nur ein einziges Mal zu verwenden ist weder umweltfreundlich noch nachhaltig.

Für die Umweltverträglichkeit ist auch entscheidend, unter welchen Bedingungen die Pflanzen, aus denen die Zellulose gewonnen wird, angebaut wurden. Der ökologische Anbau ist hier noch die verträglichste Variante, auch wenn großflächig angebaute Monokulturen die Natur immer aus dem Gleichgewicht bringen. Werden hingegen Pflanzenschutzmittel und Dünger eingesetzt oder gar bestehende Waldflächen für Ackerland gerodet, fallen die Umweltschäden weit größer aus als bei der Produktion von Erdölkunststoff, auch wenn dieser eine schlechtere CO_2-Bilanz haben mag. Zudem würden die landwirtschaftlich nutzbaren Flächen nicht ausreichen, um genügend Hanf für den derzeitigen Bedarf an Kunststoffen anzubauen.

Kunststoffe auf Hanfbasis können die Abhängigkeit vom Erdöl bei der Kunststoffherstellung verringern. Biologisch abbaubare Kunststoffe aus Hanf können zudem dazu beitragen, die Umweltverschmutzung einzudämmen. Merkliche Verbesserungen für Umwelt und Klima können jedoch nur erreicht werden, wenn der Kunststoffmüll drastisch reduziert wird, indem man ihn gar nicht erst entstehen lässt. Das erfordert ein weitreichendes politisches und gesellschaftliches Umdenken sowie entsprechendes Handeln in der westlichen Welt. Ohne dies wird Nachhaltigkeit und Umweltschutz nicht funktionieren.

Einsatz im Hausbau

Mit einem gesunden Lebensstil werden häufig in erster Linie die Ernährung, Sport oder ein geringerer Genussmittelkonsum in Verbindung gebracht. Auch beim Thema Nachhaltigkeit und Klimaschutz denkt man in erster Linie an die Landwirtschaft oder die in Verruf geratene Reiseindustrie mit ihren Flugzeugen und Kreuzfahrtschiffen. Tatsächlich ist aber auch die Baubranche in beiden Bereichen ein enormer Faktor.

Der Bau von Gebäuden und Straßen ist sehr rohstoffintensiv. Allein die Produktion von Zement verursacht etwas fünf Prozent des weltweiten CO_2-Ausstoßes aller Industrie- und Verbrennungsprozesse. Auch der Betrieb bzw. die Bewirtschaftung von Wohnhäusern, Bürogebäuden, Fabriken oder Lagerhallen verbraucht viel Energie und erzeugt jährlich große Mengen an CO_2. Hinzu kommt, dass häufig verwendete Baumaterialien wie Schaumstoffe, welche unter anderem zur Isolierung verwendet werden, aus Erdöl hergestellt werden und inzwischen als Sondermüll klassifiziert sind, sprich bei Erneuerung oder Abriss des Gebäudes speziell entsorgt werden müssen. Grund dafür ist hauptsächlich die Beschichtung der Dämmplatten mit dem Flammschutzmittel Hexabromcyclododecan (HBCD). Diese schwer abbaubare Substanz ist stark umweltschädigend und wurde von der EU inzwischen mit einem Handels- und Verwendungsverbot belegt.

Auch in der Baubranche wächst nach und nach das Wissen um die Bedeutung nachhaltiger Bauweise und natürlicher Baustoffe. Dementsprechend besinnt man sich zurück auf die Verwendung von Materialien, aus denen der Mensch jahrtausendelang seine Behausungen schuf: Holz, Lehm oder Stroh und auch Hanf. Letzterer hat ein hohes Kreislaufpotenzial und eine sehr gute Ökobilanz, da er regional erzeugt, verarbeitet und am Ende problemlos entsorgt werden kann. Auch ist beispielsweise die Verarbeitung zu Dämmstoffen relativ energiearm, und das Material verfügt gleichzeitig über eine lange Lebensdauer. Als Dämmmaterial für Wände, Dach und Boden sind die aus den Fasern gefertigten Hanfmatten eine gesundheits- und umweltfreundliche Alternative zu Styropor. Auch als Trittschalldämmung für Holzböden eignen sich Filzunterlagen aus Hanf.

Neben dem Einsatz der Hanffaser als Dämmstoff kommt Hanf inzwischen auch beim Bau von Wänden zum Einsatz. Hier wird sogenannter Hanfbeton verwendet, der im Gegensatz zu herkömmlichem Beton aber keine Tragfähigkeit hat, da er zu schwach ist. Allerdings kann man ihn in Kombination mit einem Holzgerüst verarbeiten: Wie bei einem Fachwerkhaus trägt das Holz die Struktur, während die Hanfmischung in die Zwischenräume kommt. Das Ganze kann dann mit einem Hanf-Lehm-Gemisch verputzt werden.

Hanfbeton ist leichter als normaler Beton und außerdem ökologisch abbaubar. Auch hat er gute dämmende Eigenschaften und ist ein effektiver Schallschutz. Das Hanfmaterial kann zudem Feuchtigkeit gut regulieren, indem es sie zügig aufnimmt und wieder abgibt. Dies ist besonders bei den Außenwänden relevant, wo dadurch Schimmel und Pilzbefall entgegengewirkt wird. Hanfbaustoffe sind sicher vor Insektenbefall, da die Pflanzenfasern keine Eiweiße enthalten. Zusätzlich ist durch die basischen Eigenschaften des Hanfgemischs die Luft im Raum unseren Körpern besser angepasst.

Der Einbau ist staubarm und birgt im Gegensatz zu Stein- oder Glaswolle kein Risiko für die Lunge. Herkömmliche Baumaterialien sind zudem mit Chemikalien belastet, deren Ausdünstungen die Gesundheit der Bewohner belasten und Symptome wie Kopfschmerzen, Atemwegsbeschwerden oder auch Allergien auslösen können. Ein Hanfhaus ist weitestgehend frei von diesen Schadstoffen, wodurch das Wohlbefinden erhöht und das Stresslevel für den Körper gesenkt wird.

Einiges zu beachten gibt es dann aber doch. Wie alle anderen Baustoffe kann auch Hanf nur funktionieren und sein Potenzial entfalten, wenn er materialgerecht eingesetzt wird. Beispielsweise muss Hanf als Isolationsmaterial »atmen« können. Wenn man ihn in Plastikfolie einschließt und die Feuchtigkeit so nicht mehr entweichen kann, wird er früher oder später schimmeln, auch wenn es heißt, dass Hanf dies nicht tut. Das Gesamtkonzept des Baus muss also stimmen und ein fachkundiger Einsatz gegeben sein.

Immer mehr Bauunternehmen setzen sich mit der Verwendung von natürlichen Baustoffen auseinander. Gleichzeitig entstehen neue, ambitionierte Unternehmen, die an der Entwicklung neuer Baustoffe und Einsatzmöglichkeiten arbeiten. In Anbetracht des global wachsenden Bewusstseins für die Dringlichkeit eines wirtschaftlichen Umdenkens hin zu mehr Verantwortung gegenüber der Umwelt und zukünftigen Generationen ist davon auszugehen, dass dieser Bereich an Bedeutung gewinnen wird.

Als Energiequelle

Wenn von Hanf als Energiequelle die Rede ist, wird oft das »Hanf-Auto« von Henry Ford als Beispiel angeführt. Ford entwickelte diesen Prototypen im Jahr 1941, als die US-amerikanische Autoproduktion durch den 2. Weltkrieg zum Stillstand gebracht wurde. Die Karosserie bestand aus einem Kompositmaterial, welches Hanf enthielt. Auch der Treibstoff für den Wagen wurde aus Hanf gewonnen. Fords Fahrzeug wurde nie in Serie produziert, da man nach Kriegsende zu den alten Rohstoffen Metall und Erdöl zurückkehrte.

Um Pflanzen für die Energieerzeugung zu nutzen, werden diese entweder in Bioethanol umgewandelt, die Pflanzenöle als Kraftstoff genutzt, oder die Pflanze direkt verbrannt. Aufgrund dieser Möglichkeiten wird Hanf – genau wie andere Pflanzen – hin und wieder als alternativer Rohstoff zu Erdöl für die Benzinherstellung oder Energiegewinnung angepriesen. Die Nutzung von Pflanzen für die Energiegewinnung ist jedoch zu Recht umstritten, denn die Verfahren und der Anbau in Monokulturen bringen weitere Umweltprobleme mit sich und sind relativ kostenintensiv.

Das Beispiel Palmöl veranschaulicht, dass es ein Trugschluss ist anzunehmen, Pflanzenöl im Treibstoff sei ein Beitrag zum Klimaschutz. Im Jahr 2016 mischten Europas Benzinkonzerne dem Diesel zehn Millionen Liter Palmöl bei – täglich. Zwischen 2010 und 2014 stieg der Anteil an Palmöl um das Sechsfache an. Um die von der EU verordnete Biokraftstoffquote zu erfüllen, greifen die Produzenten zu Palmöl, weil es effizient und kostengünstig ist. Während Sonnenblumen- und Rapsöl – die ebenfalls einen großen Teil ausmachen – auf heimischen Böden angebaut werden können, muss Palmöl aus Südostasien, Afrika oder Lateinamerika importiert werden. Dazu werden in den entsprechenden Ländern große Waldgebiete gerodet und durch Monokulturen ersetzt. So fällt die Gesamtbilanz der Umweltbelastung sogar schlechter aus als bei der Verwendung von Erdöl.

Für Hanf müssten keine Regenwälder gerodet werden, da man ihn ebenfalls in unseren Breitengraden anbauen könnte. Auch benötigt er weniger Pflanzenschutzmittel und Dünger als andere Pflanzen. Dennoch fallen auch hier die positiven Umwelteffekte relativ gering und die Kosten relativ hoch aus. Hinzu kommt, dass Hanf aufgrund seiner Vielseitigkeit in zahlreichen Bereichen besser und effektiver eingesetzt werden könnte.

Dennoch liest man wie gesagt immer wieder, dass Hanf als Energielieferant gepriesen wird. Dies gilt besonders für das Öl aus den Samen. Eine Studie der University of Connecticut untersuchte im Jahr 2010 die Eignung von Hanf für die Gewinnung von Biodiesel und pries Hanfsamen, weil 97 Prozent des aus ihnen gewonnenen Öls in Biodiesel umgewandelt werden konnte.[45] Das Öl bestand alle Tests und konnte sogar bei niedrigeren Temperaturen eingesetzt werden als alle anderen derzeit verfügbaren Biodiesel. Die Forscher betrachteten Hanf dabei jedoch nicht als Nahrungsmittelpflanze. Der Aspekt, dass Hanfsamenöl ein hochwertiges Speiseöl darstellt und für zum Beispiel die Benzinbeimischung viel zu schade ist, wurde völlig außer Acht gelassen.

Einzig die Verbrennung der Schäben (die holzige Kernhülle des Stängels) oder anderer Reststoffe, die bei der Gewinnung anderen Pflanzenmaterials übrig bleiben, könnte für die Energieerzeugung infrage kommen. Hanf extra für die Energiegewinnung anzubauen macht aus wirtschaftlicher und ökologischer Sicht jedoch keinen Sinn.

Kapitel 7: Ausblick

Die Cannabispflanze ist auf dem Vormarsch. Auch wenn sie in vielen Bereichen nach wie vor ein Nischenprodukt ist, wächst ihre Bekanntheit und ihre Verwendung mit jedem Jahr. Dabei schüttelt sie immer mehr ihr altes Image als Drogenkraut ab und steht zunehmend für einen bewussten, gesunden und nachhaltigen Lebensstil. Ihr Potenzial und ihre Eigenschaften, ob als Nahrungsergänzungsmittel, bei der Textilherstellung, als Nährstofflieferant oder in der Kosmetik, begeistern immer mehr Produzenten und Konsumenten, und gleichzeitig kann immer mehr Menschen mit medizinischem Cannabis geholfen werden.

Medizin

In diesem Bereich wurden international bisher die größten Fortschritte gemacht – und zwar sowohl was die Verfügbarkeit betrifft als auch in der Forschung. Auch wenn viele Staaten die Freigabe von Cannabis zu Genusszwecken nach wie vor kategorisch ausschließen, sind sie zunehmend bereit, schwer kranken Menschen ihre Medizin zugänglich zu machen, sei es auch vorerst nur in Form von CBD-Präparaten. Gleichzeitig werden immer mehr Studien durchgeführt, um die Wirkweise besser zu verstehen und Behandlungsmöglichkeiten auszuloten.

Evidenzbasierte Studien sind ein Pfeiler, um die Wirksamkeit von Medikamenten zu belegen – wir sollten uns jedoch nicht nur darauf konzentrieren und nicht nur sie als Beweise anerkennen. Bei der Behandlung mit Cannabis kann man auf das Wissen von teilweise jahrtausendealten Traditionen sowie auf zahlreiche aktuelle Erfahrungsberichte zurückgreifen. Dieser Wissensschatz sollte nicht unterschätzt werden. Zudem braucht es konkrete Patientenbefragungen, um mehr über die Veränderungen des Empfindens und der speziellen Wirkung zu erfahren. Auch sollte Ärzten und Patienten eine gewisse Kompetenz zugesprochen werden: Mediziner, die ihre Patienten so betreuen, wie es wünschenswert ist, und sie über längere Zeit begleiten, können erkennen, ob eine Behandlungsform Erfolg hat oder nicht. Auch Patienten merken, ob eine Medizin ihnen hilft – unabhängig davon, wie umfassend die Studienlage ist.

Die Gesetzesänderung, welche medizinisches Cannabis zugänglich machte, bietet eine solide Grundlage. Es muss jedoch noch mehr getan werden, damit es in der Praxis reibungsloser funktioniert. Dazu gehören gezielte Schulungen von Ärzten und ein besserer Überblick darüber, welche Mediziner sich mit Cannabis auskennen und bereit sind, es zu verschreiben.

Bisher müssen Patienten durch Probieren selbst die richtigen Sorten und Dosierungen finden. Es ist gut, dass es diese Möglichkeit inzwischen gibt. Auch ist es grundsätzlich hilfreich und nützlich, sich als Patient über die eigene Krankheit und deren Behandlung zu informieren. Man darf die Betroffenen hier jedoch nicht allein lassen oder von ihnen erwarten, dass sie zu »Experten« ihrer eigenen Medizin werden.

Solange die Lage in vielen Bereichen noch undurchsichtig ist, sind Patienten gut damit beraten, sich regional zu vernetzen, um vom gegenseitigen Erfahrungsaustausch zu profitieren und Hilfestellung zu bekommen. In zahlreichen Gegenden lassen sich bereits Patientengruppen finden, und auch auf Plattformen wie Facebook gibt es Gruppen mit entsprechenden Schwerpunkten.

Darüber hinaus ist eine bessere Ausbildung der Ärzte nötig. Der überwiegende Teil der Mediziner hat Cannabis im Studium – wenn überhaupt – als Droge vermittelt bekommen und nichts über dessen medizinischen Wert erfahren. Die Regierung hat Medizinalcannabis zwar zugänglich gemacht, das Gesundheitsministerium hat jedoch nichts unternommen, um Ärzten Informationen zur Verfügung zu stellen, geschweige denn diese aktiv zu unterrichten. Auch die Ärztekammern oder die kassenärztlichen Vereinigungen blieben weitestgehend untätig.

Die Mediziner müssen daher selbst aktiv werden. Einige sind inzwischen auf Patientenvereinigungen oder die Internationale Arbeitsgemeinschaft Cannabis als Medizin (IACM) zugegangen. Auch haben Unternehmen damit begonnen, Fortbildungen zu organisieren. Dadurch bessert sich die Lage allmählich. Dennoch bleibt der Bedarf nach offiziellen, standardisierten und verifizierten Angeboten bestehen.

Ein weiterer wichtiger Schritt, um die Lage der Patienten zu verbessern, wäre es, die Krankenkassen in die Pflicht zu nehmen, damit die Kostenübernahme, wirklich – wie vom Gesetzgeber gewollt – nur noch in »begründeten Ausnahmefällen« abgelehnt wird. Dem Arzt obliegt die Behandlungshoheit, sprich er/sie entscheidet, welche Behandlung beim jeweiligen Patienten nötig ist und angewendet wird. Durch die Verweigerung der Kostenübernahme wirken die Krankenkassen diesem Vorsatz praktisch entgegen, da die wenigsten Patienten die Medizin aus eigener Tasche zahlen können. Zusätzlich müssen die Ärzte besser geschult werden, wie die Anträge auf Kostenübernahme auszufüllen sind, denn ein großer Teil wird nach wie vor nicht wegen des vorliegenden Sachverhalts, sondern wegen Formalia abgelehnt.

Abgesehen davon sind die Preise, die derzeit verlangt werden, eindeutig zu hoch. In Kanada liegen die Produktionskosten von einem Gramm Cannabis zwischen 50 Cent und 2 C $. In einer deutschen Apotheke kostet ein Gramm aus Kanada importiertes Cannabis über 20, wenn nicht gar 25 Euro. Die enorme Preissteigerung kommt neben den Importkosten auch dadurch zustande, dass Medizinalcannabis seit der Gesetzesänderung nicht mehr als Fertigarzneimittel, sondern als Rezeptursubstanz gilt. Dadurch muss es erst von den Apothekern weiterverarbeitet werden, und dieser Schritt wird laut Arzneimittelpreisverordnung mit erheblichen Zuschlägen vergütet, die die Preise teilweise verdoppelt haben.

Eine Überarbeitung der geltenden Regularien wäre auch nötig, um der medizinischen Wirkung der Pflanze als Ganzes gerecht zu werden. Aktuell wird die Klassifizierung der Blüten nur nach ihrem THC-Gehalt vorgenommen. Daher kann es passieren, dass Produzenten zwar konstant Blüten mit dem auf der Packung angegebenen THC-Gehalt liefern, die jeweilige Sorte jedoch wechseln. Das macht die Therapie für den Arzt wesentlich schwerer berechenbar, da er nicht weiß, welche konkrete Sorte er verschreibt. Und auch die Patienten können Probleme bekommen: Neben einer geringeren Intensität der gewünschten Wirkung können stärker auftretende Nebenwirkungen zum Beispiel dazu führen, dass die Betroffenen ihr Kraftfahrzeug nicht benutzen können, bis sie sich an die neue Sorte gewöhnt haben und wieder ohne Beeinträchtigungen am Straßenverkehr teilnehmen können. Einige Lieferanten nehmen bereits auf diese Besonderheiten Rücksicht, indem sie transparent darlegen, welche Cannabinoide und Terpene enthalten sind. Ohne entsprechende Vorgaben und Richtlinien wird man allerdings längerfristig in der Praxis nicht auskommen.

In den nächsten Jahren wird sich die Medizin in Bezug auf Cannabis auch mit einigen Grundsatzfragen auseinandersetzen müssen. In der modernen Schulmedizin verabreicht man üblicherweise einzelne oder einige wenige Wirkstoffe, um eine bestimmte Wirkung zu erzielen. Ein Wirkstoffgemisch oder gar naturbelassene Pflanzenteile wie bei Cannabis zu verabreichen ist ungewöhnlich, denn die Medizin setzt auf Standardisierung und Berechenbarkeit. Deshalb haben viele Mediziner Vorbehalte, Cannabis einzusetzen. Aktuell gibt es hier zwei Strömungen. Die einen wollen so schnell wie möglich weg von der Pflanze und mit synthetisch hergestellten Cannabinoiden standardisierte Medikamente schaffen, die – wie alle anderen Präparate auch – für bestimmte Krankheiten bzw. Beschwerden zugelassen sind. Die anderen erkennen an, dass Cannabis sehr viel effektiver wirken kann, wenn die einzelnen Bestandteile der Pflanze zusammenspielen. Hier ist das Ziel, Extrakte zu entwickeln, die der Wirkvielfalt der Blüte gleichkommen, oder den Anbau der Pflanze weitestgehend zu standardisieren und Verabreichungsformen der Blüteninhaltsstoffe zu entwickeln, die Patienten einen leichten Umgang und eine genaue Dosierung ermöglichen.

Hier geht es dann auch darum, Verfahren zu entwickeln, mit denen man die richtigen Sorten bzw. Anwendungsformen für die jeweiligen Menschen finden kann. Dabei wird anerkannt, dass Menschen biochemisch individuell sind und man sich daher Zeit nehmen muss, um den richtigen Behandlungsweg zu finden. Um möglichst vielen Patienten helfen zu können, wäre daher eine Vielfalt von Sorten und Präparaten nötig.

Legalisierung und Regulierung

Dass Cannabis in immer mehr EU-Staaten für die medizinische Anwendung zugelassen wird und in Deutschland die Kosten sogar von den Krankenkassen getragen werden sollen, ist ein riesiger Schritt. Patienten, Ärzte, Aktivisten und Angehörige mussten jahrzehntelang dafür kämpfen und sich ihren Anspruch gerichtlich erstreiten. Freizeitkonsumenten sind jedoch bisher außen vor geblieben. Ihnen droht nach wie vor die Strafverfolgung inklusive Maßnahmen wie Bußgelder, Führerscheinentzug oder gar Gefängnisstrafen.

Vielen Betroffenen geht der Fortschritt in Richtung Legalisierung daher nicht schnell genug. Die Fakten liegen seit Jahren auf dem Tisch und widerlegen die Argumente der Legalisierungsgegner als hauptsächlich ideologie- und nicht evidenzbasiert. Der Schaden des Verbots scheint die möglichen Schäden durch den Konsum bei Weitem zu übersteigen. Eine Studie des Deutschen Hanfverbandes (DHV) aus dem Jahr 2018 untersuchte zudem erstmalig die Kosten des Cannabisverbots und im Umkehrschluss, wie viele Ersparnisse und zusätzliche Einnahmen der deutsche Staat durch eine regulierte Abgabe generieren könnte.[46] Das Ergebnis: Über 2,66 Milliarden Euro könnten der Staatskasse zusätzlich zur Verfügung stehen.

Laut regelmäßig vom DHV beauftragten Umfragen waren im Jahr 2018 bereits 59 Prozent der Bevölkerung dafür, den Besitz geringer Mengen Cannabis nicht mehr strafrechtlich zu verfolgen. 46 Prozent sprachen sich zudem für eine Legalisierung aus. Aufgrund dieser Tatsachen sollte man meinen, dass die Legalisierung kurz bevorstünde. Mangelt es also lediglich an politischem Willen?

Tatsächlich tut sich in den Parteien einiges. Inzwischen stellt sich einzig die CDU gegen eine Liberalisierung von

Cannabis (die AFD gibt in ihren offiziellen Papieren keine Position zu Cannabis bekannt, tritt aber generell für ein hartes Vorgehen mit Sicherheitsverwahrung bei suchtkranken Menschen ein).[47] Die Chancen, dass sich die Lage von Cannabiskonsumenten in absehbarer Zeit entspannt, stehen damit gar nicht so schlecht – vorausgesetzt das Thema schafft es, in kommende Koalitionsverträge mit aufgenommen zu werden.

Bisher hat der Großteil der Orte, an denen Cannabis vollständig legalisiert wurde, in einem ersten Schritt Cannabismedizin zugänglich gemacht. Viele Punkte sprechen für dieses Vorgehen. Zum einen wird damit der akuten Notlage der Patienten Rechnung getragen, deren Lebensqualität nicht selten entscheidend von der Pflanze abhängt. Gleichzeitig wird damit der Status von Cannabis als Medizin bekräftigt und in Forschung und Medikamentenentwicklung investiert. Bei einer sofortigen Komplettfreigabe bestünde die Gefahr, dass das medizinische Potenzial weniger Beachtung findet und Patienten weitgehend allein gelassen würden.

Durch die zunehmende Anerkennung von Cannabis als Medizin wächst zudem die Akzeptanz der Pflanze in der Wissenschaft, der Politik und der Bevölkerung. Es ist noch zu früh, um zu beurteilen, ob – wie im Fall von Colorado, Kalifornien und Kanada – die vollständige Legalisierung immer kurze Zeit nach der medizinischen Freigabe erfolgt. Unwahrscheinlich ist es jedoch nicht.

Wirtschaft

Noch bevor Produktion und Verkauf in Nordamerika richtig losgingen, verzeichneten die entsprechenden Unternehmen einen enormen Wertzuwachs an der Börse mit zeitweisen Steigerungen um mehrere 100 Prozent. Der Boom hat vorerst einen kräftigen Dämpfer erhalten. Dennoch stehen in der Cannabisbranche mittel- und langfristig alle Zeichen auf Wachstum.

In Europa spielt sich alles noch eine Nummer kleiner ab. Dennoch konnten sich bereits die ersten Unternehmen Finanzierungen von mehreren Millionen Euro sichern. So langsam erkennt man also auch hier das Potenzial der Pflanze. Die derzeitige Gesetzgebung und die zögerliche Politik sind nach wie vor das größte Hindernis: Dadurch, dass selbst Nutzhanf bisher nicht aus dem Betäubungsmittelgesetz gestrichen wurde, wird der Branche eher das Leben schwer gemacht, als dass man sie als nachhaltigen und zukunftsfähigen Sektor wahrnimmt.

Auch im Bereich des medizinischen Cannabis sieht es nicht besser aus. Bisher ist nicht abzusehen, dass Deutschland auf diesem Gebiet wirtschaftlich eine Führungsrolle einnehmen wird. Zwar ist das Land mit seinem Gesetz zum Vorreiter geworden und wird aller Wahrscheinlichkeit nach in dieser Hinsicht als Modell für die Europäische Union dienen, wirtschaftlich lässt Deutschland jedoch bisher jede Chance verstreichen: Forschung und Innovation auf diesem Gebiet werden kaum gefördert, und der Einstieg in die Produktion wurde durch begrenzte Lizenzen und eine vorgegebene Anbaumenge – die so gering ist, dass Fachleute davon ausgehen, dass die Menge schon jetzt nicht ausreicht, um die Patienten im eigenen Land zu versorgen – derart beschränkt, dass Unternehmen kaum wirtschaftlich arbeiten können.

Bis Ende 2020, fast drei Jahre nach der Gesetzesänderung, wurde das komplette medizinische Cannabis aus dem Ausland importiert. Auf Seiten der Regierung wird Medizinalcannabis eher als ein notwendiges Übel betrachtet, als dass man hier Potenziale eines sich entwickelnden Marktes erkennen würde. Hinzu kommt, dass auch international Cannabis selbst für medizinische Zwecke noch weitestgehend verboten oder zumindest stark reglementiert ist. Dadurch werden wirtschaftliches Wachstum, Innovationen und Forschung gebremst.

Gleichzeitig können Staaten, die die Cannabisbranche früh fördern und veraltete Regulierungen aus dem Weg räumen, international schnell eine Vorreiterposition einnehmen und sich langfristig auf dem Weltmarkt behaupten. Dadurch könnten nicht nur neue Steuereinnahmen generiert, sondern auch Tausende Arbeitsplätze in einer zukunftsträchtigen Industrie geschaffen werden.

Der Markt für medizinische Cannabisprodukte wird dabei relativ wenigen Unternehmen vorbehalten bleiben, da die Cannabisproduktion den Standards zur Herstellung von Betäubungsmitteln gerecht werden muss – weil Cannabis eben als solches klassifiziert ist –, was bei einem Naturprodukt gar nicht so einfach ist.

Der CBD-Markt und irgendwann auch der Markt für nicht-medizinisches Cannabis bieten hier wesentlich mehr Chancen. Nicht nur bei der Herstellung und dem Vertrieb von Produkten, sondern auch im Dienstleistungssektor: Bei der spezialisierten Rechtsberatung, der Schulung von (zukünftigen) Mitarbeitern oder auch im Veranstaltungsbereich (beispielsweise haben sich in den USA mehrere Anbieter auf die Ausrichtung von Cannabis-Hochzeiten spezialisiert).

Es regt sich aber auch Unbehagen. Viele, die jahrelang für die Freigabe der Pflanze gekämpft haben, sehen sich abgehängt, weil große Investoren jetzt das Geschäft übernehmen, während ihnen selbst die Mittel fehlen und die zunehmende Regulierung des Marktes für sie eine unüberwindbare Hürde bedeutet. Vor dieser Ungleichheit ist keine Branche gefeit, und tatsächlich ist es mit der Legalisierung und Regulierung wahrscheinlich, dass Cannabis einen ähnlichen Weg einschlägt wie alle anderen Produkte auch. Je mehr Cannabis aus seiner Nische kommt, desto interessanter wird die Pflanze für die Big Player der Nahrungsmittel-, Kosmetik-, Gesundheits- und Genussmittelindustrie werden.

Mit der Finanzkraft und der Infrastruktur der Konzerne können Start-Ups und Familienbetriebe selten mithalten. Es ist daher wahrscheinlich, dass in Zukunft der Großteil der Cannabisprodukte – ob nun mit oder ohne THC – skaliert und weitestgehend standardisiert sowie automatisiert in Masse produziert werden wird. Diese Produkte werden sich durch niedrige Preise und eine große Verfügbarkeit auszeichnen. Gleichzeitig wird es einen weitaus kleineren Markt für Kenner und Liebhaber geben, dessen Produkte sich durch höhere Qualität und Vielfalt auszeichnen. In beiden Sektoren wird es spannend zu beobachten sein, welche Innovationen bei den Produkten und Anwendungsmöglichkeiten, aber auch bei der Produktion und der Verarbeitung entstehen werden.

Gesundheit und Lifestyle

Bei so ziemlich allen Produkten, die im Ernährungs- und Gesundheits- bzw. Wohlfühlbereich vertrieben werden, suggerieren Händler und Produzenten gerne, es handele sich um eine Wunderwaffe gegen Fett, Falten, Stress oder was auch immer. Das ist die Aufgabe des Marketings und

Nutzhanf- und/oder CBD-Produkte werden hier keine Ausnahme machen. Während Hanfsamen und daraus hergestellte Produkte inzwischen als neues Superfood stilisiert werden, hatten CBD-Produkte einen schwierigeren Start. Unseriöse Anbieter haben in der Anfangszeit der Branche das Kundenvertrauen verspielt. Gleichzeitig legten die wechselnden Regularien den Herstellern Steine in den Weg.

Trotz dieser Widrigkeiten steigen Nachfrage und Anzahl der Produkte seit einigen Jahren. Ein Ende des Trends ist nicht abzusehen. Im Gegenteil: Der Markt scheint immer noch am Anfang zu stehen. Während die Behörden noch überlegen, wie sie mit CBD-Produkten umgehen und Gesundheitsmagazine in Print, TV und Online darüber debattieren, ob CBD halten kann, was versprochen wird, schwören immer mehr Anwender auf die positiven Effekte und integrieren Cannabisextrakte in ihren Alltag.

Ein Blick nach Nordamerika zeigt, wohin die Reise gehen kann. Wellnessgetränke, Lotionen, Massagekerzen, Proteinriegel oder Gesichtsmasken: Es gibt theoretisch kein Produkt, dass man nicht mit CBD versetzen könnte. Wie sinnvoll bzw. wirksam das ist, müssen die Konsumenten im Zweifelsfall selbst herausfinden. Auch im Fall CBD gilt: Je besser Verbraucher informiert sind, desto eher finden sie die für sie passendsten Produkte.

Die rechtlichen Grauzonen werden hingegen mit der Zeit verschwinden. Unabhängig davon, wie bzw. ob sich Behörden und Produzenten einigen werden, am Ende werden sich die Produkte durchsetzen, die uneingeschränkt verkauft werden dürfen, sei es, weil sie eine Novel-Food-Zulassung haben oder den dann jeweils geltenden Anforderungen entsprechen. CBD dauerhaft in die großen Handelsketten bringen kann nur, wer die Regularien befolgt. Von allem anderen werden große Partnerunternehmen die Finger lassen. Das muss nicht heißen, dass es alle anderen Anbieter dann nicht mehr gibt, jedoch werden diese nicht aus ihrer Marktnische herauskommen.

Für die Verbraucher ist letztendlich nur entscheidend, dass sie ein sicheres Produkt erhalten und sich auf die Packungsangaben verlassen können. Mit zunehmender Standardisierung werden die Produkte in Bezug auf ihre Inhaltsstoffe verlässlicher werden, auch wenn Qualitätsunterschiede weiterhin bestehen bleiben werden. Ein weiterer Aspekt, der Verbrauchern entgegenkommen wird, ist, dass die Preise mit zunehmender Masse und Verfügbarkeit sinken, wodurch die Produkte erschwinglicher werden.

Ob in der Medizin oder der Textilproduktion, ob als Alltagshelfer oder Kosmetikzutat, bei der Entwicklung neuer Kunststoffe oder als Zusatz in Lebensmitteln: Cannabis ist eine der vielseitigsten Pflanzen der Welt. Das macht sie für so viele Lebensbereiche und Wirtschaftsbranchen interessant. Inzwischen haben so viele Hersteller und Anwender Cannabis für sich entdeckt, dass es schwer vorstellbar ist, dass der Trend sich noch aufhalten ließe. Im Gegenteil. Die moderne Forschung, Innovationen und zahlreiche Praxisbeispiele liefern mehr und mehr Argumente für den Einsatz der Pflanze.

International lockern immer mehr Staaten – wenn teilweise auch noch zögerlich – ihre Verbote. Auch dort, wo noch keine konkreten Gesetzesänderungen abzusehen sind, geraten die Regierungen zunehmend durch Patientenvereinigungen, Ärzte, Aktivisten und Vertreter der Industrie unter Druck. In Europa wird ein Wandel sichtbar, auch wenn immer noch einiges an Überzeugungsarbeit und Ausdauer nötig ist.

Gleiches gilt für Deutschland. Bis zur vollständigen Regulierung und Normalisierung von Cannabis sind noch einige Schritte zu gehen. Dabei bleiben auch Rückschritte nicht aus. Welche Vorgaben wie funktionieren kann zudem häufig erst die Praxis zeigen. Daher ist es sowohl für die Anwender als auch für die Politik wichtig, am Thema dranzubleiben, zu evaluieren und – wenn nötig – Änderungen einzufordern und diese entsprechend umzusetzen.

Das Festhalten an alten Vorurteilen, Ideologien und Überzeugungen ist dabei auf keiner der Seiten von Nutzen. Wichtiger sind Fakten und ein offener und verständnisvoller Austausch. Cannabis ist eine Pflanze – nicht mehr und nicht weniger. Wie wir sie beurteilen, betrachten und verwenden, wandelt sich gerade grundlegend. Das ist für alle Beteiligten eine enorme Chance. Jetzt ist die Zeit, diese zu nutzen.

Anmerkungen

1 »On the Preparations of the Indian Hemp or Gunjah«, in: *Provincial Medical Journal And Retrospect of the Medical Sciences*, Nr. 123, 4. Februar 1843. https://www.ncbi.nlm.nih.gov/pmc/articles/PMC2490264/pdf/provmedsurgj00865-0001.pdf

2 Jack Herer und Mathias Bröckers, *Die Wiederentdeckung der Nutzpflanze Hanf*, Nachtschatten Verlag, 1993.

3 Jack Herer und Mathias Bröckers, *Die Wiederentdeckung der Nutzpflanze Hanf*, Nachtschatten Verlag, 1993.

4 Europäische Beobachtungsstelle für Drogen und Drogensucht 2018: https://www.emcdda.europa.eu/system/files/publications/8585/20181816_TDAT18001DEN_PDF.pdf

5 Prevalence of cannabis use in the last year in Europe as of 2018, by country: https://www.statista.com/statistics/597692/cannabis-use-europe-by-country/

6 https://www.grandviewresearch.com/press-release/global-legal-marijuana-market

7 Carrie Cuttler, Alexander Spradin, et al., »Short- and Long-Term Effects of Cannabis on Headache and Migraine«, in: *The Journal of Pain*, Band 21, Ausgabe 5–6, 9. November 2019. https://www.jpain.org/article/S1526-5900(19)30848-X/fulltext

8 Franjo Grotenhermen, *Cannabis gegen Krebs*, Nachtschatten Verlag, 2017.

9 Eva Hoch, Chris Friemel und Miriam Schneider (Hrsg.), *Cannabis: Potenzial und Risiko, Eine wissenschaftliche Bestandsaufnahme*, Springer, 2019.

10 Franjo Grotenhermen, *Hanf als Medizin*, Nachtschatten Verlag, 2015, S. 62.

[11] Franjo Grotenhermen, *Hanf als Medizin*, Nachtschatten Verlag, 2015, S. 69 ff.

[12] Anne Wanitschek und Sebastian Vigl, *Cannabis und Cannabidiol (CBD) richtig anwenden*, Humboldt, 2018, S. 88.

[13] Franjo Grotenhermen, *Hanf als Medizin*, Nachtschatten Verlag, 2015, S. 97

[14] Erin L. Karschner, W. David Darwin, Robert S. Goodwin, Stephen Wright, and Marilyn A. Huestis, *Plasma Cannabinoid Pharmacokinetics following* Controlled *Oral 9-Tetrahydrocannabinol and Oromucosal Cannabis Extract Administration*, Clinical Chemistry, 2011

[15] Deutsche Gesellschaft für Ernährung e.V., Presseinformation: Mehrfach ungesättigte Fettsäuren senken das Risiko für koronare Herzkrankheiten, 27. April 2010. https://www.dge.de/uploads/media/DGE-Pressemeldung-aktuell-07-2010-SFA-PUFA.pdf

[16] Umsatz mit Haut- und Gesichtspflegemitteln in Deutschland in den Jahren 2007 bis 2019: https://de.statista.com/statistik/daten/studie/166764/umfrage/umsatz-mit-hautpflegemitteln-seit-2007/

[17] Lisa Gill, »Can CBD Help You Sleep? Some research suggests it might be worth a try«, Consumer Reports, 5. Februar 2019. https://www.consumerreports.org/cbd/can-cbd-help-you-sleep/

[18] Mark Schoep, Eddy Adang et al., »Productivity loss due to menstruation-related symptoms: a nationwide cross-sectional survey among 32 748 women«, in: *BMJ Open*, 27. Juni 2019. https://bmjopen.bmj.com/content/9/6/e026186

[19] Johannes Naumann et al., »Effects and Feasibility of Hyperthermic Baths for Patients with Depressive Disorder: A Randomized Controlled Clinical Pilot Trial« (Preprint). https://www.biorxiv.org/content/biorxiv/early/2018/09/12/409276.full.pdf

[20] »Verordnung (EG) Nr. 1223/2009 des europäischen Parlaments und des Rates vom 30. November 2009 über kosmetische Mittel«, in: *Amtsblatt der Europäischen Union*, 22. Dezember 2009.

https://eur-lex.europa.eu/LexUriServ/LexUriServ.do?uri=OJ:L:2009:342:0059:0209:de:PDF

21 Single Convention on Narcotic Drugs,1961, Seite. 15. https://www.incb.org/documents/Narcotic-Drugs/1961-convention/convention_1961_en.pdf

22 United Nations Office on Drugs and Crime, Drug use and health consequences: *World Drug Report 2020.* https://wdr.unodc.org/wdr2020/field/WDR20_Booklet_2.pdf

23 Deutscher Hanfverband, *Die Kosten der Cannabis-Prohibition in Deutschland*, 14. November 2018, S. 16. https://hanfverband.de/sites/hanfverband.de/files/cannabis_final-141118.pdf

24 Bernd Werse, *Cannabis in Jugendkulturen. Kulturhistorische und empirische Betrachtungen zum Symbolcharakter eines Rauschmittels*, Hirnkost Verlag, 2007.

25 Charles Tart, »Marijuana Intoxication: Common Experiences«, in: *Nature* 226, 1970. https://www.nature.com/articles/226701a0

26 Bob Green et al., »Being stoned: a review of self-reported cannabis effects«, in: *Drug Alcohol Revue*, 22 (4), 2003. https://pubmed.ncbi.nlm.nih.gov/14660135/

27 Gráinne Schafer et al., »Investigating the interaction between schizotypy, divergent thinking and cannabis use«, in: *Consciousness and Cognition*, 21, 2012, S. 292–298. https://discovery.ucl.ac.uk/id/eprint/1348009/2/1348009.pdf

28 Mikael Kowal et al., »Cannabis and creativity: highly potent cannabis impairs divergent thinking in regular cannabis users«, in: *Psychopharmacology*, 232, 2015. https://link.springer.com/article/10.1007/s00213-014-3749-1

29 Emily LaFrance und Carrie Cuttler, »Inspired by Mary Jane? Mechanisms underlying enhanced creativity in cannabis users«, in: *Consciousness and Cognition*, 56, 2017, S. 68–76. https://pubmed.ncbi.nlm.nih.gov/29065317/

30 Charleen Gust et al., »The New Runner's High? Examining Relationships Between Cannabis Use and Exercise Behavior in States With Legalized Cannabis«, in: *Front Public Health*, 7, 2019.

https://www.ncbi.nlm.nih.gov/pmc/articles/PMC6503143/

31 Ariel Merari, Azy Barak und Moshe Plaves, »Effects of $\Delta^{1(2)}$-tetrahydrocannabinol on copulation in the male rat«, in: *Psychopharmacology*, 28, 1973.
https://link.springer.com/article/10.1007/BF00429304

32 Andrew Sun und Michael Eisenberg, »Association Between Marijuana Use and Sexual Frequency in the United States: A Population-Based Study«, in: *Journal of Sexual Medicine*, 14 (11), 2017.
https://pubmed.ncbi.nlm.nih.gov/29110804/

33 Tina Gundersen et al., »Association Between Use of Marijuana and Male Reproductive Hormones and Semen Quality: A Study Among 1.215 Healthy Young Men«, in: *American Journal of Epidemiology*, 128 (6), 2015.
https://pubmed.ncbi.nlm.nih.gov/26283092/

34 Melanie Dreher, Kevin Nugent und Rebekah Hudgins, »Prenatal marijuana exposure and neonatal outcomes in Jamaica: an ethnographic study«, in: *Pediatrics*, 93 (2), 1994. https://pubmed.ncbi.nlm.nih.gov/8121737/

35 Der Wortlaut des Betäubungsmittelgesetzes lässt sich im Internet finden: https://www.gesetze-im-internet.de/btmg_1981/BJNR106810981.html#BJNR106810981BJNG000601308.

36 https://www.gesetze-im-internet.de/btmg_1981/anlage_iii.html

37 StGB § 7, Abs. 2, zu finden unter: https://www.gesetze-im-internet.de/stgb/__7.html

38 D. Nutt, L. A. King, W. Saulsbury und C. Blakemore: »Development of a rational scale to assess the harm of drugs of potential misuse«, in: *The Lancet*, Band 369, Nr. 9566, 24. März 2007, S. 1047–1053.

39 Dieter Kleiber und Karl-Artur Kovar, *Auswirkungen des Cannabiskonsums*, Wissenschaftliche Verlagsgesellschaft mbH, 1997.

40 J. Vaucher, B. J. Keating et al., »Cannabis use and risk of schizophrenia: a Mendelian randomization study«, in: *Molecular Psychiatry* 23, 1287–1292, 2018.
https://www.nature.com/articles/mp2016252

41 Martin Velásquez et al., *Report: Cannabis & Sustainable Development*, 15. März 2019.
https://knowmadinstitut.org/2019/03/report-cannabis-sustainable-development/

42 Nathaniel Flicker, Katja Poveda und Heather Grab, »The Bee Community of *Cannabis sativa* and Corresponding Effects of Landscape Composition«, in: *Environmental Entomology*, 49 (1), 2020.
https://academic.oup.com/ee/article-abstract/49/1/197/5634339
C. O'Brien und H. Arathi, »Bee diversity and abundance on flowers of industrial hemp (Cannabis sativa L.)«, in: Biomass and Bioenergy, 122, 2019. https://www.sciencedirect.com/science/article/pii/S0961953419300248

43 Umweltbundesamt, »Deutschland ist Spitzenreiter – beim Papierverbrauch«, 05. Oktober 2015.
https://www.umweltbundesamt.de/service/green-radio/deutschland-ist-spitzenreiter-beim-papierverbrauch

44 Ellen MacArthur Foundation (Hrsg.), *The New Plastics Economy: Rethinking the future of plastics & catalysing action*, 13. Dezember 2017.
https://www.ellenmacarthurfoundation.org/publications/the-new-plastics-economy-rethinking-the-future-of-plastics-catalysing-action

45 Christine Buckley, »Hemp Produces Viable Biodiesel, UConn Study Finds«, in: *UConn Today*, 6. Oktober 2010.
https://today.uconn.edu/2010/10/hemp-produces-viable-biodiesel-uconn-study-finds/?utm_campaign=Tiers&utm_source=Tier2&utm_medium=Frontpage#

46 Deutscher Hanfverband, *Die Kosten der Cannabis-Prohibition in Deutschland*, 14. November 2018.

47 Grundsatzprogramm der AFD, S. 50. Abrufbar unter: https://cdn.afd.tools/wp-content/uploads/sites/111/2018/01/Programm_AfD_Druck_Online_190118.pdf

Weiterführende Literatur

Jack Herer, Mathias Bröckers: *Die Wiederentdeckung der Nutzpflanze Hanf*, 1993

Maximilian Plenert, Heine Stöver: *Cannabis als Medizin: Praxis-Ratgeber für Patienten, Ärzte und Angehörige*, 2019

Franjo Grotenhermen: *Hanf als Medizin: Ein praxisorientierter Ratgeber*, 2015

Franjo Grotenhermen: *Cannabis gegen Krebs: Der Stand der Wissenschaft und praktische Folgerungen für die Therapie*, 2017

Eva Hoch, Chris M. Friemel, Miriam Schneider (Hrsg.): *Cannabis: Potenzial und Risiko – Eine wissenschaftliche Bestandsaufnahme*, 2019

Anne Wanitschek, Sebastian Vigl: *Cannabis und Cannabidiol (CBD) richtig anwenden*, 2018

Franjo Grotenhermen, Britta Reckendrees: *Die Behandlung mit Cannabis und THC: Medizinische Möglichkeiten, Rechtliche Lage, Rezepte, Praxistipps*, 2016

Franjo Grotenhermen, Markus Berger, Kathrin Gebhardt: *Cannabidiol (CBD): Ein cannabishaltiges Compendium*, 2015

Andreas Müller: *Kiffen und Kriminalität: Der Jugendrichter zieht Bilanz*, 2015

Theo Pütz: *Cannabis und Führerschein*, 2017

Register